JN012101

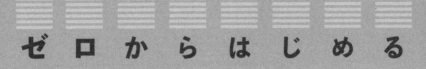

ゼロからはじめる

臨床研究論文の読み方

浦島充佳 編著
Mitsuyoshi URASHIMA

研究デザインと医学統計の
必須ポイントがよくわかる

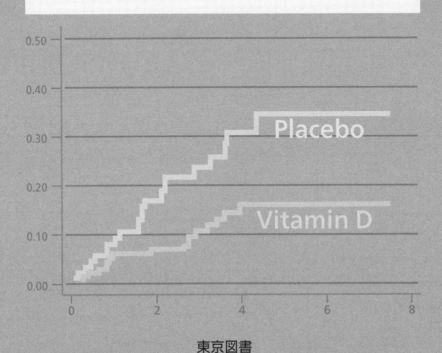

東京図書

はじめに

　リンカーンの「人民の、人民による、人民のための政治」ではありませんが、本書は「学生の、学生による、学生のための臨床研究論文の読み方」を目指すところからはじまりました。学生や若手医師など疫学・統計学の初学者にとって、私より学生が説明した方が理解しやすいのではないかと考えたからです。私の研究室に出入りする学生さんがミーティングでP値や生存解析について発表してくれたことがありました。それが硬いものではなく、ユーモラスでとても分かりやすかったのです。これが本書の出発点でした。

　上記企画が固まりだしたころ、JAMA（Journal of American Medical Association：アメリカ医師会雑誌）に投稿中の論文に対する査読結果が返ってきました。私は数多くの臨床研究を手掛けてきていたので、P値や95％信頼区間、生存解析など疫学や医学統計については基礎的なことは理解しているつもりでした。しかし、査読結果を読むにつけ、臨床研究の原点に立ち返って、例えば「臨床研究の目的は何か？」「P値とは何か？」について考え直す必要があると感じるようになりました。そこで、学生さんが中心に書いた第II部をサンドイッチする形で、序、第I部、第III部を私が記述して1冊の本としました。

　序では、ビタミンの存在すら分かっていない時代に、脚気の原因は栄養の偏りにあることを見抜き、食事によってこの病気を1887年までに完全に撲滅した、いわば日本の臨床研究の祖、髙木兼寛の物語を示しました。今から一世紀以上前のことではありますが、観察研究から仮説を醸成し、そして介入研究で確認するという臨床研究の基本中の基本が明治時代に実施されていた点は驚愕に値します。臨床研究の本質はこの序につまっています。

　第I部では、私がビタミンDと癌に関する論文を読み漁り、徐々に仮説を醸成し、そして何故ビタミンDサプリメントを用いて癌の患者さんを対象に二重盲検ランダム化プラセボ比較試験を実施するに至ったかを解説しました。ニュートンの名言で "If I have seen a little further, it is by standing on the shoulders of giants.（もし私が遠くを見ていたならば、それは巨人の肩の上に立っていたからだ）" というものがあります。ここでいう「giants（巨人）」とは象徴的な存在で、「人類の叡知」や「人類の学問の積み重ね」などと言い換えることができます。新たな発見は、それ以前になされた発見や知見があったために行うことができたという、科学の本質を表しています。この第I部を書いていて、ニュートンの言葉通り、私のJAMAに掲載された論文も、過去の論文の積み重ねの上に成り立ったものであるということを実感せずにはいられません。

　第II部では、教授、若手医師、学生の3人の会話で内容を解説する形をとりました。「第1章：

研究デザイン」にはヒエラルキーが存在し、上位に行けば行くほど結論に重みを増します。研究デザインで、掲載される医学雑誌も大方決まるといっても過言ではないでしょう。「第2章：生存解析」は病院に勤務する医師にとっては最も目にする機会が多い解析だと思います。過去に出版された臨床研究の解説本の多くは、生存解析が書いていないか、後ろの方に書いてあるだけです。それはよくないと考え、本書の中心に据えました。「第3章：P値と95％信頼区間」、学生はもちろん若手医師でさえも正確に理解している人は少ないのではないかと想像します。また、このP値の考え方も最近数年で大きく変わってきています。多重解析の観点から、例えば主要評価項目で1回、副次的評価項目で9回P値を用いて解析していれば、その有意水準は0.05ではなく、0.05/10 = 0.005と厳しめにする必要があります。ところが、臨床研究論文でそのように設定されることはめったにありませんでした。最近は、P値は示さず95％信頼区間のみ示すという風潮に変わり始めています。つまり、「P値と95％信頼区間」は古くて新しい話題なのです。この辺の考え方も会話の中に盛り込みました。「第4章：バイアス・交絡・偶然」では、外的妥当性、内的妥当性、そして内的妥当性に影響を与えるバイアス、交絡、偶然について説明しました。疫学を勉強しはじめると、最初に混乱する部分です。しかし、本書ではあえて後半に示しました。

　第III部では、私達が実際に行い、JAMA の2019年4月9日号に掲載された二重盲検ランダム化比較試験「消化管癌の患者さんにおけるビタミンDサプリメントの無再発生存率に及ぼす影響」を題材にしました（下記）。JAMA 編集部とは1か月半の間に4往復のeメールをやりとりし、およそ300の質問やコメントに回答しました。その間、私は多くのことを学びました。第III部では、この体験をケースとして読者の皆さんとそのレビューをシェアしたいと思います。

　以上の過程を経て編纂された本書ですので、学生さんや若手医師だけではなく、これから臨床研究をやりたいと考えている大学院生、専門医や研究者、上は教授にさえもきっと役立つと自負しております。

2019年12月　浦島充佳

Urashima M, Ohdaira H, Akutsu T, Okada S, Yoshida M, Kitajima M, Suzuki Y. Effect of Vitamin D Supplementation on Relapse-Free Survival Among Patients With Digestive Tract Cancers: The AMATERASU Randomized Clinical Trial. *JAMA*. 2019 Apr 9 ; 321（14）:1361-1369. doi: 10.1001/jama. 2019.2210. ⇐ これでネット検索すると要旨を読むことができます。

目次

本文中の 1）、2）、…は巻末の参考文献を参照ください。

●カバーデザイン：山崎幹雄デザイン室

序

臨床研究 4 つのステップ
──脚気の疫学研究に学ぶ──

すべて偉大なリーダーというものは一つの性格を共有している。

それは、その時代において人々が抱える不安と懸念を自分自身のものとして、

果敢にそれに立ち向かう気概である。

これが統率力のエッセンスであり、

それ以外のものは取るに足らないことである。

ガルブレイス・ジョン・K 『不確実性の時代』

脚気はビタミンB1の欠乏が原因で発生します。B1は肉や魚など白米以外のほとんどの食品に含まれます。また麦の胚芽にも含まれます。よって、カップラーメンや白米ばかり食べるなど、極端に偏った食生活でもしない限りは脚気にかかることはありません。飽食の現代において、脚気は過去の病気となりました。

　海軍軍医総監であり、東京慈恵会医科大学の創始者である髙木兼寛は、ビタミンの存在すら分かっていない時代に、脚気の原因は栄養の偏りにあることを見抜き、食事によってこの病気を1887年までに完全に撲滅しました。この兼寛の「脚気病予防説」は1906（明治39）年英国セント・トーマス病院医学校で3日間にわたり連続講義され、その内容は「Lancet」誌に掲載されました（1906; 1369-1374）。

　私達は、兼寛の偉業から100年以上経た今日においても多くの教訓を得ることができます。私は兼寛の実践した疫学研究とは以下4つのステップに集約できると考えます。

Step 1. 人々が抱える不安と懸念は何か？

Step 2. 観察研究により徹底的に調査して仮説をたてる。

Step 3. 介入研究により検証する。

Step 4. 病気を減らし、嘆きと悩みのこの世を救う。

　これらは臨床研究の本質であり、方法論が進化し、ビッグデータを統計ソフトで解析できる現代においても変わりません。

Step 1　人々が抱える不安と懸念は何か？

　疫学研究、臨床研究を実施する目的は何か？と問われたら、皆さんはどう答えますか？　私は、論文を書くためでも、研究費を獲得するためでもないと思います。臨床研究によって得られた結果を医療や社会に還元し、より多くの人々を病気や怪我から守ることだと考えます。よって臨床研究をはじめる際に最初に考えなくてはならないことは「人々が抱える不安と懸念は何か？」です。研究者が心より「世のため人のため」と念じたとき、研究仮説のヒントが見えてくるものです。

兼寛の時代：嘉永２年（1849）生—大正９年（1920）没

　江戸時代末期、脚気は京都を中心に多くの命を奪いました。しかし、地方ではそのような病気はみられませんでした。

　症状としては、全身の倦怠感にはじまり、手足の運動麻痺、感覚麻痺、浮腫が進行し、運動をするとはげしく動悸して、次第に寝たきりの状態になっていく、あるいは脚気衝心といって胸部から腹部にかけて痙攣がおこり、はげしい苦悶のうちに死んでいくという恐ろしいものでした。脚気はこのように恐ろしい病気でしたが、当時はまだ原因が分からず、治療法といえばまったくの対症療法しかなく、その効果はほとんど期待されませんでした。

　明治維新後４年、兼寛は海軍に入って初めて脚気と遭遇します。明治になってからも脚気は風土病として日本国内に蔓延していたのです。入院の４分の３は脚気患者であり、死亡率も高く、兼寛は何とかしなくてはならないという使命感に駆られました。そんな思いを胸に兼寛は英国ロンドンにあるセント・トーマス病院に５年間留学します。

　19世紀中頃、英国人医師ジョン・スノウはコレラの発症が水源によって大きく異なることに気づき、「コレラが水で伝播する」と仮説をたて、ロンドンの水源を改善することによりコレラの患者数を減少させたなど、まだ原始的ではありましたが英国に疫学の源流をみることができます[*1]。多くの人がドイツ医学に注目していた中、兼寛は疫学的考え方の中心であるロンドンに留学したことになります。その後1950年、リチャード・ドール卿とオースチン・ヒル卿の「喫煙は肺癌のリスクをあげる」という現代疫学の代名詞とも言えるようなケース・コントロール研究もやはりロンドン発でした。

　兼寛は、なんとかして脚気に苦しむ人々を救いたいと思いました。

[*1]　浦島充佳『医師が知りたい医学統計』（東京図書）p. 15, 16

Step 2 観察研究により徹底的に調査して仮説をたてる

　1883年11月に発足した医療に関する海軍内の委員会は、5か月間に79回会議を行ない、1万を超える質問（いわゆるリサーチ・クエスチョン）と回答、疾患に関する6つの表、食事に関する32の表を作成するなど、その調査は本格的なものでした。

　疫学では、ある事象の発生を「結果=outcome（=エンドポイントorイベント）」と呼び、結果発生の引金となり得るリスク因子や、またその逆の予防因子を「曝露=exposure」と呼びます（下図）。放射線被曝などであれば「曝露」という単語のイメージが当てはまりやすいかもしれませんが、性別、年齢、検査値、治療など様々な因子も曝露になり得ます。さらに、病気の発症、癌の再発や死亡などの様々なことが「結果」になります。そして曝露と結果の関係を明らかにするために研究が行われます。この委員会においては、脚気の発症を結果とし、脚気患者をケースとし、脚気を発症していない人、すなわちコントロールと比較して、職業、年齢、生活習慣の何か異なるものはないかを探索しました。

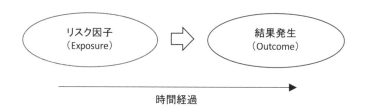

　臨床研究は、病気発生などの結果が発生する前に研究を始めるか否かで前向き（prospective）か後ろ向き（retrospective）を分けます（下図）。

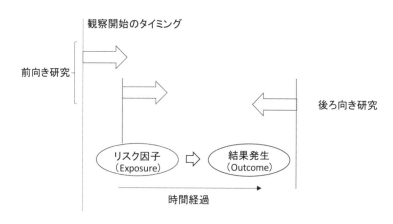

さらに結果を軸に考えるか、原因を軸に考えるかで、ケース・コントロール研究かコホート研究かに分かれます。

ケース・コントロール研究

① まずケースとコントロールを同定する。

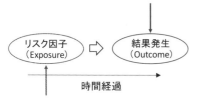

② ケースとコントロールで、リスク因子の頻度がどうであったかを調査する。

コホート研究

① まず対象の曝露状況を調査する。

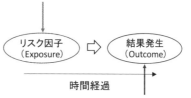

② 曝露状況によって結果の発生頻度に違いがみられるかを調査する。

例えば最初に脚気と診断された患者（ケース）と、脚気を発症していない人（コントロール）を同定し、それぞれの食事（リスク因子）を調査し比較した場合はケース・コントロール研究になります（上図左）。一方、最初に食事摂取状況を調査し、例えば窒素対炭素比を分類した次のステップとして、それぞれの窒素対炭素比群からどれくらいの頻度で脚気患者が発生しているかを比較するのがコホート研究です（上図右）。

しばしば、コホート研究は前向きでケース・コントロール研究は後ろ向きと理解している人がいますが、それぞれの組み合わせ（４通り）が存在します。

結果が発生したあとから調査を開始すれば、後ろ向き研究になります。ケース・コントロール研究であれ、コホート研究であれ、「脚気が○○人でた」など結果が発生したあとから調査を開始すれば、「後ろ向き研究」となります。これは何となく想像しやすいと思いますし、既に結果が発生していますから、直ちに調査に入ることができます。前向きコホート研究では、兼寛の調査では、戦艦に乗船した際、まだだれも脚気にはかかっていません。９か月かけて遠洋航海する間、各人の食事状況を調査します。特に南米あたりを航海する後半あたりより一部の乗組員が脚気を発症します。窒素対炭素の比が低い群と高い群で脚気の発生頻度を比較します。

では前向きケース・コントロール研究はどうでしょうか？　結果が発生する前に、しかし結果を軸にする研究ですから、まず研究計画を事前に立てます。そして、脚気患者が１人発生したら、例えば同性同年齢の人を対照にそれぞれの食事状況を調査します。これを脚気患者が発生する度に繰り返します。

どんな人も、1週間前に何を食べたか？と問われても正確には覚えていないものです。ですから後ろ向き研究はバイアスが入りやすいのに対して、前向き研究ではそれが入りにくいという利点があります。

調査結果

　帰国後、兼寛は以前より増えた脚気に再び取り組みます。兼寛は日々の診療の中からの以下の疫学調査結果を得ました。

- ✓ 脚気は春の終わりから夏にかけて発生しやすいが、といって暖かい季節に限定されるわけでもなく、非常に寒い冬にも発生する。
- ✓ この病気の発生はさまざまな戦艦、兵営でみられ、特定の戦艦、兵営に限定できない。
- ✓ 一つの戦艦でも、その部署によって発生しやすい処とし難い処があるようにみえるが、といって確定的ではない。
- ✓ 宿舎や衣類とも関係なく、発生はむしろ偶発的にみえる。
- ✓ 配属部署によって衣類、食物、生計などが異なるのに、発生状況がどことなく似ていることがある。
- ✓ まず患者の階級や職業に就いてみると、水兵、兵卒（陸軍）、警官、学生、店員などに多く、上流階級の人には少ない。
- ✓ 同じ処に住んでいても、同じようにかかるとは限らない。つまりかかり易い人とかかり難い人とがいる。
- ✓ 東京、大坂、京都のような大都市で多発するが、小さい町でもしばしば発生する。

　「この程度の結果を得ただけで、脚気の原因らしきものさえ発見することができず、時間は刻々と過ぎ、とうとう明治15年になってしまいました」という言葉に兼寛の焦りをみてとることができます。

研究のヒントを逃さない

兼寛は1883年、海軍軍医長に昇進。その直後のことです。

明治15年（1882年）より全行程272日、品川 - ニュージーランド - チリ - ペルー - ハワイ - 品川の遠洋航海にでていた戦艦龍驤（りゅうじょう）より「病者多し航海できぬ金送れ」という悲痛な電報が届きます。376人中169名（45%）の脚気患者が発生し、そのうち25名が死亡したというのです。他の戦艦15隻では1000人あたりの脚気発生数が平均19人（2%）でしたから、龍驤での脚気の発生数は20倍以上多かったと言えます。ところが、ホノルルで1か月間停泊し、それまでの食糧を全部捨て、ここで積み込んだ肉、野菜を乗組員に与えたところ脚気患者は全員元気をとりもどし、無事品川港に帰ってくることができたのです。しかも白米中心の水兵ばかりが脚気にかかり、おかずの多い士官は病気にかかっていません。

仮説醸成：Generating Hypothesis

以下、兼寛の言を借りてどのように仮説が醸成されていったかをみていきましょう。

> 　将校、水兵、を区別して取り調べてみると、水兵では最も脚気患者が多く、逆に将校（准士官、士官）にあっては殆どこの病気にかかることはない。パークス氏のいわゆる健康標準食なるものは窒素1に対して炭素が約15の割合になっているのに、これを基準にして脚気患者の食事を調べてみると窒素1に対して炭素がなんと28にもなっている。しかも15、20、22、23のあたりでは脚気患者が出ていない。してみればこの病気の原因はもしかしたらこの辺にあるのではないか、であるからして若し食物中の窒素と炭素の割合をほぼ1対15に近い食物を献立して、供給すれば、この病気は防ぐことができるのではないか、という考えがでて参ったのであります。

階級	ハワイまで		ハワイから品川	
	食　糧 窒素対炭素比	脚気発症（死者数）	食　糧 窒素対炭素比	脚気発症（死者数）
水兵*2	1対28	169（25）	1対16	0（0）
士官	1対20	0（0）	1対11	0（0）

---

*2　一部准士官が混ざっていた。

当時の食事に注目し、蛋白に比して炭水化物の割合が大きくなればなるほど脚気の発生する率が高いことに気づき、「脚気病は蛋白量（≒窒素）が極端に少なく、これに対して炭水化物（≒炭素）が多いと発生する」という仮説を立てました。

　仮説に基く目的は「食事の窒素対炭素の比を 1 対 28 から、おかずの割合を増やすなどして、1 対 15 に近い食事に変えることにより、脚気を予防できるか否かを検証する」です。一方、これが感染症であったとすると、同じ戦艦にいる将校のほとんどが脚気にかかっていない事実を説明し難いでしょう。

観察研究の限界

　上記仮説は「水兵の食事の窒素対炭素の比を 1 対 28 で、将校（士官）の食事の窒素対炭素の比を 1 対 20 である」「脚気患者のほとんどは水兵から発生し、将校からはめったに発生しない」「よって白米ばかりでおかずがほとんどないと脚気になりやすい」という、A＝B, B＝C　∴ A＝C のような 3 段論法になっています。

　疫学研究は、3 段論法で片付くほど単純ではありません。水兵と将校の違いは食事だけではないからです。水兵の方が若く、肉体労働も著しく、甲板での仕事で脱水になりやすいかもしれません。糖代謝でビタミン B_1 は消費されるため、その摂取が少なくエネルギー消費量の多い水兵が脚気にかかりやすいのは正解を知っている我々現代人にとっては当然予想される結果です。

　リスク因子と関係があり、尚且つ結果に対してリスク因子とは独立した危険因子を交絡因子（confounding）と呼びます。先の例でいえば、食事の窒素対炭素の比をリスク因子としたとき、肉体労働が多いなど水兵の将校とは異なる日常生活上の何かが交絡因子となります。

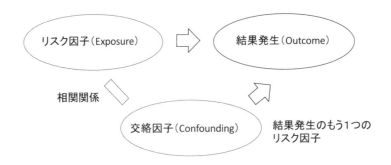

　この交絡因子の影響を小さくするためには、多変量解析やマッチングという手法があります。しかし、1883 年という時代には、まだそのような統計手法は存在しませんでした。

Step 3 介入研究により検証する

最初の試み

　兼寛は海軍病院に入院した脚気患者10名を5名ずつに分け、それぞれに蛋白の比率を増やした新しい食事と従来の食事を与え評価しました。前者では5人中5人が完治し退院、後者では4人が略治退院し1人に肺疾患の悪化をみています。はじめてのランダム化臨床試験は1948年の「結核に対するストレプトマイシンの効果判定」とされていますが、兼寛の行なった研究は、臨床試験の原型と言ってもよいのではないでしょうか。

大規模介入試験

　兼寛は自分の仮説を証明するため龍驤と同一航路をとる戦艦筑波で新しい食事療法の脚気予防試験を実施しました。窒素対炭素比は1対17です。航海中の筑波から以下の電報が送られてきました。

「ビヤウシヤイチニンモナシアンシンアレ」

（病者一人もなし安心あれ）

　後の調査で以下の点が明らかになりました。

水兵273名（全員333名）中、脚気にかかりたる者10名のみ、しかも死亡に陥りたる者全く之れなく、その10名にしても8名は始め全く肉類を食する能わずして後に僅少の鮮肉を喫せし者なり

　この臨床研究手法はランダム化比較試験ではなく、（無理やりあてはめるとすれば）治験の第Ⅱ相試験、あるいは龍驤艦と比較しているので、ヒストリカル・コントロールに該当するかもしれません。

Step 4 病気を減らし、嘆きと悩みのこの世を救う

　軍艦筑波の結果を受けて、海軍すべてで脚気予防食（窒素対炭素：1対20）が導入されました。1対15を目標としていた兼寛としては、まだ納得のいく食事内容ではなかっただろうと想像しますが、最初の効果は十分でした。

　メタ解析の結果を示します。

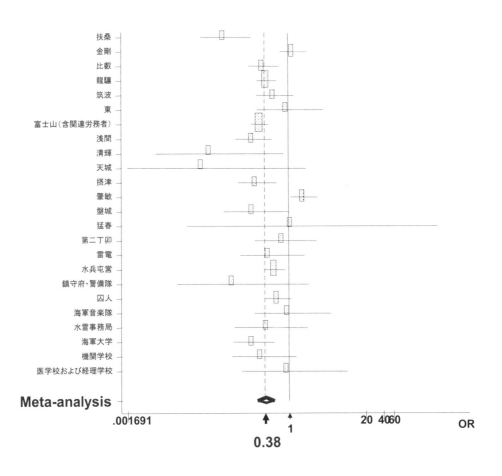

　脚気発生はおよそ3分の1になっています。兵食のおかずを増やしたことがとても有効である戦艦とそうでない部署があります。これらの違いはどこから来るのでしょうか？

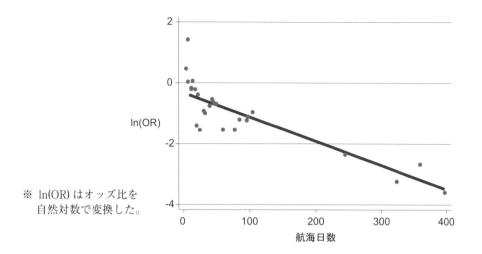

※ ln(OR) はオッズ比を
自然対数で変換した。

航海日数が長くなればなるほど、脚気食の予防効果もより顕著であることが明らかです。

社会実装

1884年より兼寛は海軍兵食の改善を強力に推し進めていきました。はじめ主食はほとんどパンでしたが、これに抵抗して食べない者もいたため、高木はパンをあきらめ、パンの原料であり蛋白質の多い麦を与えることにしました（麦に蛋白質が多いことは多くの改善献立をつくったときから熟知していました）。結果はますます良好で、明治18年（1885年）以降、脚気による死亡はなくなり、1887年以降海軍では脚気の発生を完全にみなくなったのです。

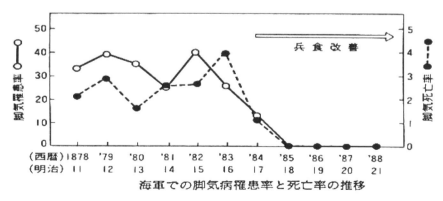

海軍での脚気病罹患率と死亡率の推移

※ 浦島充佳『How to Make クリニカル・エビデンス』（医学書院）より引用。

兼寛「脚気病栄養説」対 鴎外「脚気病細菌説」[*3]

　明治維新の時代、イギリス人医師ウイリスの献身的医療活動に心酔した人々により、日本も一度は「イギリス医学をもってして日本の医学とせん」とした時期もありました。しかし、江戸末期に広がったオランダ医学の源流がドイツ医学であったことに加え、政治的力も働いて、日本政府は一転してドイツ医学を主流とすることを決定します。確かに当時のドイツは、コッホが破傷風菌、結核菌、コレラ菌を発見するなど世界医学界の注目の的で急進展をみせていました。その流れは東京帝国大学医学部（以下、東大）、さらには陸軍へと浸透していきました。一方、日本海軍は、イギリス海軍に倣っていた関係もあって、イギリス医学を実践します。

　一言で2つの医学の違いを表現するならば、イギリス医学は、実験医学的裏づけがなくても（＝メカニズムが解明されていなくとも）、臨床研究のエビデンスを重視した「病人を診る学問」、一方ドイツ医学は、実験研究を重視した「病気を観る学問」であったのです。

　兼寛らにより脚気が食事に起因するエビデンスを見事に示された後にもかかわらず、東大の緒方正規博士より「脚気病菌発見の儀」とする論文が発表されました。脚気患者からある細菌を分離し、これを動物に接種したところ脚気様症状がみられ、これらの小動物の血液中にも同様の細菌を発見したというのです。この「脚気病細菌説」をもって、東大ドイツ学派はイギリス学派である兼寛の「脚気病栄養説」に対して、徹底交戦の構えをみせたのです。その中心人物は後の文豪として名高い森鴎外だったのでした。

鴎外の反論

　確かに、兼寛の学説はエビデンスに基づくものでしたが、「何故、窒素を多く摂ると脚気を予防できるのか？」という、そのメカニズムの実験的検証に弱点がありました。そしてコッホ研究所から帰国した鴎外は、兼寛の脚気病栄養学説に対して「脚気の発生はその年によって増減があり、この現象はただ脚気患者が減少している時期と食事の切り替え時期が一致しただけに過ぎない」と反論します。確かに伝染病は慢性疾患と異なり、年によって患者数が極端に増減し、数十倍、数百倍に跳ね上がることさえあり得ます。しかし、変異するウイルスではなく細菌であり、かつ抗体ができる感染症であれば、大流行の翌年は小流行に留まります。また、当時、人口の都市部への集中が急速に進んだことを鑑みると、伝染病流行規模が大きくなりやすかったかもしれません。

　しかし、脚気が伝染病であるならば、確実に患者との接触があるはずです。家庭、戦艦、牢獄などの閉鎖された空間に患者が発生すれば、同じ空間にいた人は、接触しなかった人に比べて、少な

[*3]　吉村昭『白い航跡』（講談社）

からずリスクが高くなります。すべてとは言わないまでも、感染源が同定できるはずです。ところがこの場合、それではうまく説明ができません。これは患者を診ていれば明らかな話だったのでしょうが、脚気菌という病気の原因ばかりを追いかけてしまうと気がつき難い点でしょう。

日清・日露戦争にみる脚気発生頻度

　悲劇は起こりました。明治27年（1894年）、日清戦争勃発。海軍では当然ながら麦飯を採用し、脚気患者は1人も発生しませんでした。一方、陸軍では食糧を陸軍省医務局が一元管理し、全部隊に白米を支給しました。その結果、戦死者453名に対して脚気による死者4064名と、戦死者よりも脚気死亡者が10倍を超えるという驚愕すべき結果となりました。戦後半年ほどして、福沢諭吉発行の「時事新報」に海軍軍医の「兵食と疾病」という調査記事が掲載されました。これは初めて公の場で行なわれた海軍からの陸軍非難でした。

　この記事をきっかけに、その後も陸海軍の論争は続きましたが、陸軍上層部は細菌説を採り続けました。そのため10年後の日露戦争では陸軍の被害はさらに拡大しました。戦死（即死）者4万8400余名に対して傷病死者3万7200余名、うち脚気による死者は2万7800余名にのぼりました。「古来東西ノ戦役中殆ト類例ヲ見サル」戦慄すべき数でした。

　当時の日本軍は突撃の際にも酒に酔っているようだったと言われており、それが脚気のためであり、原因が白米であることはロシア軍にも知られていました。実際には戦死者にも脚気患者が大量に含まれていると考えられます。陸軍は旅順、奉天陥落後の明治38年3月末、脚気対策として米麦7対3の混食奨励の訓令を出しましたが、陸軍の公式記録では脚気患者数は25万人とされています。海軍の脚気患者は105名であった、とのことです。

（註）鴎外の医学者としての活動については近代文学研究会のWebサイト
　　　（http://www.mars.dti.ne.jp/~akaki/igaku00.html）に詳しい。

　このエピソードから、臨床研究（あるいは疫学研究）とは、病気の詳しい原因が判らずとも、病気の発生を予防し、そして患者さんをよりよく治し得るものであるといえましょう。そしてそのエビデンスを人々に還元することにより大勢の人を救い得ます。どんなに名医であっても、何千何万という命を救うことはできません。

第Ⅰ部

臨床研究の論文を読んでみよう
——研究仮説を立てる——

25歳まで学べ。
40歳まで研究せよ。
60歳までに完成させよ。

William Osler

臨床研究論文を読むのはどういうときでしょうか？　目の前の患者さんに臨床研究論文に掲載されたエビデンスに基づいた医療をするときでしょうか？　しかし、これに関してはその領域の専門医が会議を重ね診療ガイドラインを作成しています。あるいは多施設共同研究で研究計画書（プロトコル）に従って治療していかなくてはならないかもしれません。ところが、医師として経験を積むにつれガイドライン通りに治療してもうまくいかないケースがでてきます。

　私は小児科医で、病棟医時代に骨髄移植などを中心とした子供の癌の医療にたずさわってきました。当時は東京小児がん研究グループがそれぞれの癌種に対して臨床試験を組んでいましたから、少なくとも初期はプロトコルに従って治療を進めていかなくてはなりません。しかし、治療に反応する子供もいれば、ほとんど反応しないこともある、またすぐに再発してしまうことも。そうなると、治療プロトコルの対象外なので、臨床研究論文を読み漁って、その患者さんにあった治療をご家族と相談しながら選択していくしかない。そんな中で、2度も肺に多発性の転移を来すなど治らないと思われた子供を治すことができました。一方で、治療の甲斐なく、目の前で息をひきとった子供もいました。目をつぶると、抗がん剤の副作用と戦いながらがんばる子供たちの顔が今でも思い出されます。その当時より私の頭には「副作用が少なくて再発死亡を抑えられる特効薬はないか？」「癌にならない予防法があるともっとよい」という思いが常にありました。

　そんな思いを胸に論文を読んでいたところ、ビタミンDというキーワードを見つけました。そして癌の患者さんに対するビタミンDを使った二重盲検ランダム化プラセボ比較試験（アマテラス試験）へと発展します（詳細は第III部）。そこでこの第I部では、上記試験を始めるまでに読んだキーとなった論文を紹介したいと思います。

 # Step 1 　総説

　ビタミンDによるインフルエンザ予防試験を始めるにあたって論文を読み漁っていた時、この総説[1]にいきあたりました。特に興味をもった点は以下です。

1. 体内のほとんどの組織、細胞がその細胞内にビタミンD活性化酵素とビタミンD受容体を有し、血清や組織液中の25水酸化ビタミンD（25OHD）を細胞内に取り込んで1,25水酸化ビタミンD、すなわち活性型ビタミンDに変換し、これが同細胞内のビタミンD核内受容体に結合する。ビタミンDはステロイド骨格を有するため、脂溶性で糖質コルチコイドと同様に多種多様な生理活性を有する。このメカニズムが癌、自己免疫疾患、感染症、心血管疾患など様々な慢性疾患を減らす可能性がある。

2. 骨を丈夫にする活性型ビタミンDの血清レベルは副甲状腺ホルモンなどによってタイトにコ

ントロールされており、日光にあたって上昇することはない。よって、癌に関して重要なバイオマーカーは活性化前の前駆体である 25OHD であり、活性型ビタミン D ではない。

3．癌の発症と癌による死亡を予防できる可能性がある。

　　a．癌の発症と癌による死亡率は緯度の低い地域より高い地域の方が高い。

　　b．血清 25OHD が低いと癌の発症率、および癌の死亡率が高くなる。

　　c．ビタミン D サプリを内服している人では、癌の発症率が低い。

Step 2　クロスセクショナル研究

　クロスセクショナル研究（横断研究）では、リスク因子と結果が同じタイミングでとられます。そのため、両者の間に相関があったとしても、実は結果がリスク因子でリスク因子が結果であったということもあり得ます。そのため 2 つの因子の間に相関関係があるか否かをみることはできますが、因果関係を考察することはできません。すなわち、クロスセクショナル研究においては仮説醸成までがせいぜいということになります。よって因果関係を考察するための次の研究が必要になるということです。

　飲酒はうつ病のリスク因子であるかどうかをみるのに、飲酒状況とうつのスコアをみる質問を同じアンケートで実施したとすると、飲酒が原因でうつになるのか、うつが原因で飲酒が増えるのかが分かりません。この問題を解決するには、必ずリスク因子が結果発生に先んじることを利用して、まだうつを発生していない人を対象にします。すなわち研究を開始する時点で結果を発生している人がいれば、この人たちを除外しなくてはなりません。そして飲酒状況を調査し、例えば 5 年の間にうつを発症するかをみればよいことになります。これは前向きコホート研究であり、観察研究に分類されます。

　エコロジカル研究はクロスセクショナル研究の特殊型です。通常の臨床研究では患者さん個人々々のデータを基に分析しますが、エコロジカル研究では例えば 1 都市（あるいは 1 国でもよい）を 1 人の人間に見立てます。

論文[2]　趣旨

　アメリカにおける年齢で補正した大腸癌による郡レベルの死亡率（ピンクは上位 10%、グレーは下位 10%）、図中の数値は年間平均日射量（cal/cm^2）を示す。1970〜1994 のデータに基づく。日射量が 400 以上など高い地域では大腸癌による死亡率が低く、350 以下の低い地域では高い傾向にある。また論文では血清 25OHD 値が低いと大腸癌を発症しやすいという観察研究論文を引用し

つつ、日射量 - ビタミンD - 癌発症・死亡率と絡めて考察している。

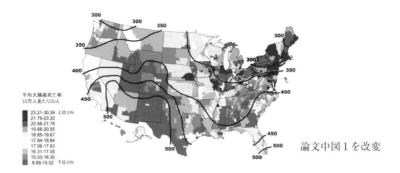

平均大腸癌死亡率
10万人あたり20人

■ 23.21-30.39 上位10%
■ 21.79-23.20
■ 20.56-21.78
■ 19.68-20.55
□ 18.85-19.67
□ 17.84-18.84
□ 17.06-17.83
□ 16.31-17.05
□ 15.03-16.30
□ 8.89-15.02 下位10%

論文中図1を改変

批判的吟味

　しかし、都市部で大腸癌死亡が多く、実は社会経済的因子が交絡しているかもしれません。例えば年収が高いと、ステーキなどの赤身肉を食べる頻度が増し、その結果大腸癌が多いということも考えられます。あるいは田舎部では加工品を食べる機会が減り、野菜や果物などの自然の恵みを食べる機会が多いのかもしれません。

　以上よりエコロジカル研究、アンケート調査などのクロスセクショナルに属する研究は、あくまで「血清ビタミンDレベルが低いと、癌の発症や癌による死亡が増えるのでは？」という仮説醸成に留めるべきです。しかし、このような研究結果は次の研究を立案するきっかけになります。

Step3 ケース・コントロール研究

　喫煙で肺癌の発症リスクが増えることを明らかにしたのは、ケース・コントロール研究であったことは序で軽く触れました。臨床研究のデザインの中では古くから確立してはいますが、コントロールを選ぶ際、選択バイアスを生じやすいという難点があります。例えば「血清ビタミンDレベルが低い場合、大腸癌の発症リスクが高まる」という研究仮説を証明するためにケース・コントロール研究を組むとしたら、読者の皆さんは、どうするでしょうか？

　大腸癌を発症した人をケースとするところまでは思いつくでしょう。では、どうやってコントロールを選んできますか？　例えば、同じ病院に入院する肺癌患者さんをコントロールに選んできたらどうでしょうか？　もしもビタミンD低値が大腸癌同様、肺癌発症のリスクであった場合、肺癌患者さんもビタミンD値が低い傾向にあり、誤った判断をくだしてしまうでしょう。

　血清ビタミンDレベルはどうしますか？　ケースとコントロールを決めたうえで、その時点で

採血しますか？　これだと同時にリスク因子と結果の情報を得ているので、クロスセクショナル研究に分類され、ケース・コントロール研究とは言えません。以下の論文[3]は、その点をうまく解決できる研究デザインとなっています。

　1974年、メリーランド州ワシントン郡の住人25,620人から採血した。1985年から1993年まで観察したところ、この中から数十名が大腸癌を発症した。肌の色で血清ビタミンDレベルが異なることが予想され、白人の採血者のみが研究対象となった。また、癌の既往がある場合は癌体質がある可能性があり除外された。その結果として残った34人をケースとし、それぞれに、年齢、性別、採血した月をマッチさせた2人をランダムに採血者の中から抽出した。理論上68人がコントロールであるべきだが、論文では67人のデータが使用されている。

　上記は**ネステッド・ケース・コントロール研究**と呼ばれるもので、最初は前向きコホート研究の形で25,620人の採血を実施し、−80度に保存したうえで、11年間経過観察しています。この場合ケースとコントロールの発生母体（ネスト）が明確なため、コントロールを選ぶのが容易になるという利点があります。しかも選択バイアスが生じにくい。この場合、大腸癌というケースが発生する前に研究計画を立てているため、前向きケース・コントロール研究となります。またケースが発生する前に採血をはじめ、もろもろのデータをとっているので、バイアスが混入しにくくなっています。また、0.1%という比較的稀な事象をとらえる研究なので、ケース・コントロール研究の方が向いています。仮にこの研究を前向きコホート研究とすることも可能ですが、そうすると、2万5千人の血清25OHDレベルを測定する必要がでてくるので、研究費が膨れ上がってしまいます。

結果

　コントロールをケースにマッチさせて選んでいるため、このコホート全体を反映しているわけではありません。そのため、血清レベルが一番低い5分位：quintile（Q）1のリスク：$9/(9+8)=0.53$ vs. 血清レベルが2番目に高いQ4のリスク：$4/(4+17)=0.19$　よってリスク比$=0.19/0.53=0.36$

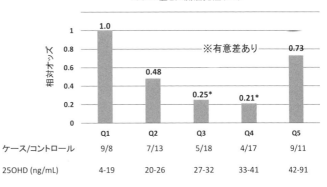

25OHD値と大腸癌発症リスク

	Q1	Q2	Q3	Q4	Q5
相対オッズ	1.0	0.48	0.25*	0.21*	0.73
ケース/コントロール	9/8	7/13	5/18	4/17	9/11
25OHD (ng/mL)	4-19	20-26	27-32	33-41	42-91

※有意差あり

としてはいけません。そこでケースをコントロールで割ったオッズを用いて比較する必要があります。

オッズとは「ある事象（＝結果）が発生する確率：p」を「ある事象が発生しない確率：$1-p$」で割ったものです。

$$\text{Odds} = \frac{p}{1-p}$$

ケース対コントロールと曝露対非曝露を a、b、c、d で表現すると以下になります。

曝露群、非曝露群のオッズはそれぞれ以下の式で表されます。そして曝露群のオッズを非曝露群のオッズで割った値が**オッズ比**になります。最終的には表をたすき掛けするような簡単な式で表すことができます。

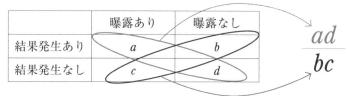

	曝露あり	曝露なし
結果発生あり	a	b
結果発生なし	c	d

$$\frac{ad}{bc}$$

曝露群のオッズ $= \dfrac{a}{a+c} \div \left(1 - \dfrac{a}{a+c}\right)$　　　非曝露群のオッズ $= \dfrac{b}{b+d} \div \left(1 - \dfrac{b}{b+d}\right)$

曝露群のオッズ $\div$ 非曝露群のオッズ $= \dfrac{ad}{bc}$

例えば Q1 に対して Q4 ではどれくらい大腸癌発症リスクが抑えられるかを Stata を使って計算してみましょう[1]。また手計算との結果も一致します。

```
. cci 4 9 17 8
```

	Q4	Q1	Total	Proportion Exposed
Cases	4	9	13	0.3077
Controls	17	8	25	0.6800
Total	21	17	38	0.5526
	Point estimate		[95% Conf. Interval]	
Odds ratio	.2091503		.0369712	1.077199 (exact)
Prev. frac. ex.	.7908497		-.0771986	.9630288 (exact)
Prev. frac. pop	.5377778			

chi2(1) = 4.80　Pr>chi2 = 0.0285

手計算でも

$$\frac{4 \times 8}{17 \times 9} = 0.2091503$$

となり、Stata の結果と一致する。

---

[1]　浦島充佳『Stata による医療系データ分析入門』（東京図書）を参照。

オッズ比は 0.21 となり P 値[*2] も 0.0285 と 0.05 未満なので統計学的にも有意です。

これをさらに血清濃度が 20ng/mL 以上か未満かで切ると、20 未満に比べて 20 以上の群では大腸癌発症リスクが 70％も少なくなっていました。この研究論文では、血清 25OHD は大腸癌発症を予防するという仮説に矛盾しない結果であったと結論しています。

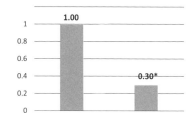

25OHD値と大腸癌発症リスク

演繹法論者は物事を理論から考えて、A＝B, B＝C ∴ A＝C とし、血清 25OHD が低いと大腸がんになりやすい、血清 25OHD が高いと大腸がんになりにくい、であれば日光にあたる、ビタミンDサプリメントをとるなどすれば、大腸がんを減らせる、以上。で、これを検証することをしようとはしないでしょう。

一方、**帰納法**論者は、交絡因子があるかもしれない、例えば、仕事にせよ、趣味にせよ、普段から外で日光にあたる機会の多い人は、家にこもりがちの人に比べて、同時に体を動かす機会が多い、運動量が多いかもしれない、その分肥満が少ないのかもしれない…と考え、更なる検証が必要と考えるでしょう。

🏃 Step 4 コホート研究

戦後間もない 1948 年より、ボストン郊外の街、Framingham で暮らす 5,209 人の健康状態を 20 年にわたりボストン大の研究グループが追跡調査し、喫煙、脂質異常、高血圧、肥満があると冠動脈疾患発症リスクを上げ、運動すると下げるという今では常識となった因子が明らかにされました。これ以降、ハーバード大が企画した Nurses' Health Study（NHS）、Physicians' Health Study がこれに続きます。医療関係者であれば追跡調査率が高いだろうと期待してのことでした。それぞれ、経口避妊薬やホルモン療法、マルチビタミンやアスピリンによる発がん抑制試験などで有名です。

同じくハーバード大が始めた研究[4]で、NHS の男性版ともいえる大規模前向きコホート研究が Health Professionals Follow-Up Study（HPFS）で、1986 年にはじまりました。2000 年までの 14 年間、47,800 人の男性中、4,286 人が皮膚癌を除く癌を発症し、その中の 2,025 人が死亡しました。生活習慣から血清 25OHD レベルを予測したところ、これが 10ng/mL 上昇する毎に癌発症リスク

[*2] 本書第Ⅱ部の第 3 章を参照。

は 17%、癌による死亡は 29%、特に消化器癌による死亡は 45% 低下していました。

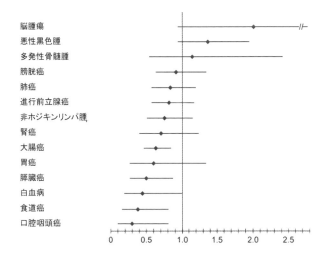

　図は、25OHD が 10ng/mL 上昇することにより、各種癌種の発症リスクがどれくらい減るかを示しています。観察研究であり、交絡因子を補正するため、年齢、身長、喫煙、エネルギー摂取カロリー、飲酒、赤身肉を食べる頻度、果物野菜を食べる頻度、カルシウム、レチノール摂取で多変量解析を実施しています。図から、口頭咽頭癌ではリスク比が 0.3、95% 信頼区間（95%CI）が 0.1 〜0.8 で 1.0 にかかっていないので、統計学的に有意であることが読み取れます。消化管癌：口腔〜咽頭〜食道〜胃〜結腸〜直腸で 25OHD の影響が強そうです。

 ## Step 5　生存解析

　癌などの病気の発症を予防するのが 1 次予防です。この場合結果を発生していない人を対象とします。一方、既に病気を発生してしまった患者さんの病状悪化を予防するのが 2 次予防になります。癌の場合、以下を結果とし、結果発生までの時間も加味した生存解析で評価します。生存解析のほとんどはコホート研究ないしはランダム化比較試験などの介入研究で用いられます。

Relapse-free survival（RFS）　**無再発生存率**：再発あるいは死亡を結果発生
Disease-free survival（DFS）　**無病生存率**：癌の再発だけではなく、別の場所に新たに癌が発生する場合も結果発生に含める

Progression-free survival（PFS）　**無進行生存率**：癌の進行あるいは死亡を結果発生

Overall survival（OS）　**全生存率**：死亡を結果発生

RFS と PFS の違いは？

　手術などで腫瘍を完全に取れきれた患者さんのみを試験に組み入れた場合、再発が結果発生になるので RFS になります。一方、Stage IV など進行例では手術適応外となり、腫瘍がまだ存在している状況なので、例えば腫瘍が 20% & 5mm 以上など大きくならなければ「良し＝0」とし、大きくなったら「結果発生＝1」とします。RECIST ガイドライン（Response Evaluation Criteria in Solid Tumors）に従って独立した放射線科読影医などが評価します：完全奏功（complete response [CR]）～ 部分奏功（partial response [PR]）～ 安定（stable disease [SD]）～ 進行（progressive disease [SD]）。

RFS（or PFS）と OS のどちらを主要評価項目とするべきか？

　試験しようとする薬の副作用が強く、治療合併症による死亡リスクの増加が危惧されるとき。あるいはビタミン D サプリのように、癌の再発だけではなく抗がん剤による合併症を減らす可能性があるような場合には OS を主要評価項目としてもよいかもしれません。どちらを選ぶかは研究者次第です。ただ、RFS（or PFS）の方が OS より結果発生が多くなるので、有意差は検知される可能性が高まります。

死亡は無視し、再発だけではいけないのか？

　死に至り得る病の場合、再発だけを結果発生とすると競合リスク（competing risk）に該当し、特殊な解析が必要となります（第III部で詳述）。従って禁じ手というわけではありませんが、臨床研究論文を読むと、再発のみを主要評価項目にしていることは少ないようです。

再発した後、亡くなった患者さんの結果発生日はどちらか？

　先に発生した方、すなわち再発日を結果発生日とします。したがって、死亡を結果発生とする場合、癌の再発以外の死亡、例えば心筋梗塞や交通事故などが死因となります。

生存解析は右肩下がりの Kaplan-Meier 生存曲線か、右肩上がりの累積ハザード曲線か？

どちらでも誤りではありません。しかし、前者は **log rank test** で差があるかないかだけしか示せませんが、後者であれば**ハザード比（hazard ratio）**を使って比較する2つの曲線がどれくらい違うのか、例えばビタミンDサプリメント投与によってプラセボと比較して24%再発死亡を抑制できるなどと示すことができます。最近のトレンドとしては後者を使う傾向にあります。

1,598人の大腸癌の患者さんを対象に採血による25OHDレベルと癌死亡との関係を生存解析でみている臨床研究論文[5]をみてみましょう。

本研究では術後患者さんの血清25OHDレベルを測定し、3分割しています。最初は100%の患者さんが生存していますが、時間の経過とともに癌の再発、進行により死亡者がでるようになります。カーブが早く下降すればゆっくりのグループに比べ予後が悪いことに

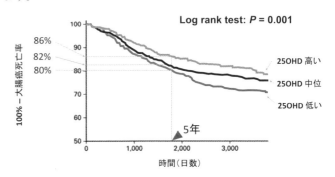

なります。論文では縦軸が大腸癌特異的死亡率となっていますが、この標記は間違っており100%－大腸癌特異的死亡率が正解だと思います。癌の場合、しばしば5年生存率でみますが、25OHDの高い方から順に86%、82%、80%となっており、25OHDが高い方が癌による死亡が少ないことになります。

Step 6 二重盲検ランダム化プラセボ臨床試験

「レモンは酸っぱい、レモンにはビタミンCが含まれる、だからビタミンCは酸っぱい。」

この三段論法をどう思われますか？

私が病棟医時代、点滴にビタミンCを入れた後、バイアスにわずかに残った液を「きっとすごく酸っぱいに違いない」と決めつけて舐めたことがあります。しかし、驚いたことに全く味がしなかったのです。ですから演繹法：三段論法で仮説を立てるのはよいのですが、これをもって結論としてはいけません。検証が必要です。

観察研究で25OHDが高いと癌、特に大腸癌の発症率が抑えられ、また癌を発症したあとも再発

死亡率が低下する傾向が示されました。しかし、外での運動が癌の発症を抑えるかもしれません。本当は運動が癌の発症率を抑えるのに、外で運動することにより日光にあたって25OHDレベルが上がる、つまり、運動と連動する影をみているだけに過ぎないかもしれないのです。私達は未知の第三の因子、あるいは交絡因子に気付いておらず、間違った解釈をしている可能性があります。この辺が観察研究の限界です。

　例えばビタミンDサプリメントを内服する群とプラセボ（見た目も味も同じカプセルだが、ビタミンDは含まれない）群にランダムに振り分け、癌の発症率を比較すれば、ビタミンDが癌の発症を抑制できるか答えを導き出すことができます。ランダムに振り分ければ、運動量や太陽への曝露量、遺伝子などデータをとれない因子まで両群にイーブンに振り分けられ、観察研究で常につきまとう交絡因子の影響を除外できます。さらに二重盲検、すなわち患者さんも、診療する医師側も、どちらを内服しているか分からないようにすれば、ビタミンDを内服しているから効くはずだ（効いて欲しい）といった思い込みによるバイアスを除外することができます。

　36,282人の閉経後女性を対象に、1日1,000mgのカルシウムと400IUのビタミンDを内服する群とプラセボ群にランダムに振り分け、7年間フォローしました[6]。その結果、前者では大腸癌が168人に発症し、後者には154人でした。ビタミンDとカルシウムの投与は大腸癌の発生を抑えることはできませんでした。

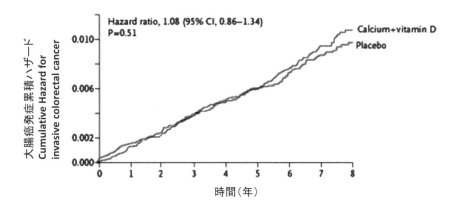

　Kaplan-Meier生存曲線では縦軸が生存率（結果を発生していない人の割合）ですが、累積ハザード曲線（上図）では、それぞれの時間で結果を発生した割合の累積となります。

　しかし、この試験ではビタミンDの用量が400IU/日と比較的低用量でした。また、7年間サプリメントを継続的に飲み続けてもらうのは容易なことではありません。しかも血清25OHDを測定しておらず、ビタミンD群でしっかり25OHDレベルが上昇していたかも不明です。またカルシ

ウムと併用されておりビタミン D 単独の効果を分離して評価できません。安全性に関して、ビタミン D 群で 744 の死亡があったのに対して、プラセボ群では 807 人でした。プラセボの方で 63 人死亡が多く気になるところです（P = 0.07）。

　上記臨床研究と同様に 55 歳を超えた閉経後の女性、1179 人が対象です。1 日あたり 1,500mg のカルシウムとビタミン D サプリ 1,100IU を内服する群、1,500mg のカルシウムだけの群、プラセボ群にランダムに振り分けられました[7]。癌の発生はプラセボ群に比べビタミン D 群で有意に低いという結果でした。さらに内服開始後 1 年以降に発生した癌のみを結果解析とすると、3 群の差はより顕著になりました。

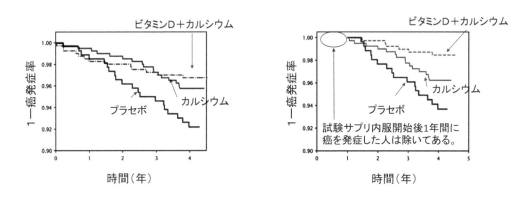

　上記図からはビタミン D ＋カルシウムがプラセボより明らかに勝って見えます。

　2 つの試験結果が大きく異なってしまいました。前者は有意差なし、後者は有意差ありなのですから。その違いは何に由来するのでしょうか？

　その後、米国 NIH の要請で、癌を発症していない 2 万 5 千人を対象にビタミン D サプリメント（2,000IU/day）を使った二重盲検ランダム化プラセボ比較試験が実施され、ビタミン D は癌の発症を抑制しないが、最初の 2 年間の結果発生を除けば、癌死亡を 25％抑制することが示されました（VITAL study[8]）。

　二重盲検ランダム化プラセボ比較試験は臨床研究のエビデンスレベルが最も高いものですが、試験参加者が決められたように薬ないしサプリメントをしっかり内服できたか？　その用量は適切であったか？　観察期間は十分であったか？　結果の観察は正確に行われたのか？　といったことでバイアスが入り得ます。そのため、完璧な研究はないといえます。

Step 7 メタ解析

　メタ解析とは、過去に独立して行われた複数の臨床研究のデータ、通常は論文を収集し、単純に合算するのではなく、統計学的手法により重みづけをして解析することです。複数の研究で得られた効果が一致しない場合、個々の研究の標本サイズが小さく有意な差を見いだせない、大きな標本サイズの研究が経済的・時間的に困難なときに有用です。臨床研究論文の表に示されたサマリーデータを用いる場合もあれば、生データを結合して解析する場合もあります（individual patient data（IPD）meta-analysis）。もちろん後者の場合、解析前から研究者間の綿密なコミュニケーションが必要になりますが、サブグループ解析ができるなど、意味深い結果が得られます。

　次の図ではビタミンDサプリを使ったランダム化比較試験のメタ解析を実施し、癌の発症リスク、癌による死亡リスクをフォレスト・プロットでみています[9]。四角の大きさは、個々の臨床研究のサンプルサイズ（対象人数）の大きさで、横のバーは95％信頼区間を示しています。ですから95％信頼区間がリスク比1を示す垂線とクロスしていると有意差はないという結果になります。一番下のダイアモンドは、個々の研究結果をメタ解析したものを示しており、ダイアモンドの幅が95％信頼区間を示しているので、これが垂線とクロスしていなければ有意と判断します。右に示してある数値も同義です。左下にあるI-squared＝0.0％は、各試験の結果が均一に同じベクトルを指していることを意味します。P値が0.05以上であれば均一、0.05未満であれば不均一であることを示します。

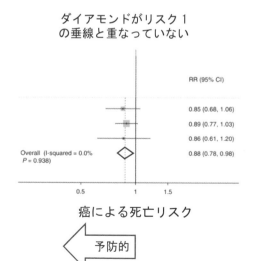

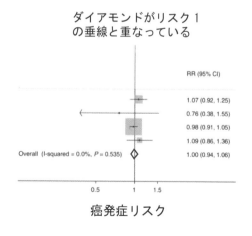

上図左は癌死亡リスクのメタ解析で、3つの試験についてみています。それぞれの試験の95%信頼区間の水平バーがリスク比1の垂線にかかっていることから統計学的に有意差はありません。しかし、この3つをメタ解析すると有意にビタミンDが癌による死亡リスクを減じているのが分かります。メタ解析のリスク比が0.88であることからビタミンDサプリ投与が12%癌死亡を減らすことを示唆しています。上図右は癌の発症リスクのメタ解析です。ダイアモンドはリスク比1に重なっています。ということはビタミンDサプリを内服しても癌の発症は予防しないことになります。

　エビデンスのレベルとしてはランダム化臨床試験のメタ解析が最も上位とされています。しかし個々の試験は癌死亡を主要評価項目として実施していないため、アウトカムの評価が不正確であったり、観察期間が短かったりするかもしれません。また個々の臨床試験ではビタミンDが統計学的な有意差をもって癌死亡を抑制しているわけではありません。先に示したVital study[8]で、「最初の2年間の結果発生を除けば、癌死亡を25%抑制する」事実も後付け解析であり、結論とするわけにはいきません。そのため、例えばサプリメント内服開始2年以降の癌死亡を主要評価項目とする新たな二重盲検ランダム化プラセボ比較試験を実施、ビタミンDがプラセボと比較して2年目以降の癌死亡を有意に抑制していることを示す必要があります。複数の類似試験で同様の結果が得られれば、「癌の患者さんに対して、治療後よりビタミンDサプリメントを内服させるべき」というガイドラインが示されることでしょう。

第 II 部

論文を読むために知っておくべきこと

●第 II 部の登場人物

 浦島先生　58 歳男性。
小児科医。疫学、統計学にも精通している。
大学時代の部活は剣道部と相撲部。趣味はマラソン。
画期的医療を開発し、大勢の人たちの尊い命を守ることを
信条にしている。

和田さん　28 歳女性。
小児科のレジデント。浦島先生の指導を受けている。
大学時代の部活は軟式テニス部。趣味はサッカー観戦。
将来の夢は、小児科医として新しい予防治療法を
研究開発すること。

佐藤くん　22 歳男性。
医学科 5 年生。研究室配属をきっかけに臨床研究に興味を持ち、
和田先生と一緒に勉強を始めた。
部活は剣道部。趣味は読書。
将来の夢は、患者さんに信頼される医師になること。

第1章
研究デザイン

1.1 　研究デザインとは

 　第1部で臨床研究の論文を見てみたけど、どうだったかな？

　少し難しかったですが、興味深かったです。もっと論文を読めるようになりたいと思いました。

　すばらしいね。これから臨床研究の論文を読むために必要なことを3人で一緒に学んでいこう。

　はい。よろしくお願いします。

　この章では研究デザインを勉強するよ。研究デザインにはどんな種類があるか、あげられる？

　うーん、よく聞くのは、ランダム化臨床試験（RCT）とか、メタ解析、コホート研究や、介入研究ですかね。

　名前は知っているみたいだけど、少しごちゃ混ぜになっているかもしれないね。整理して覚えられているかな？　それぞれがどんなものか説明できる？

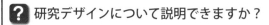

? 研究デザインについて説明できますか？

 　説明できない。
　⟹ **このまま読む**

 　説明できる。
　⟹ **p.49 の** **へ進む**

うーんと、キーワードは何となく覚えているんですけど、「コホート研究＝まれな疾患には不向き」のように、一問一答形式で覚えているので、詳しい内容は分からないです。

 なるほど。じゃあそれぞれの内容を確認していこうか。

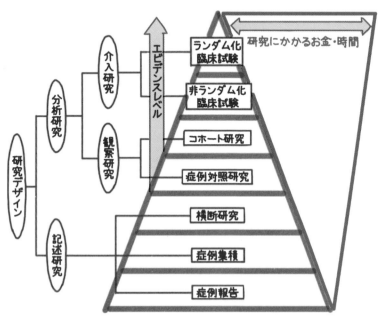

 研究デザインには、上図のような種類があるよ。研究は大きく記述研究と分析研究とに分けられるんだ。

記述研究とは、特定の課題について現状のデータを記述し、実態を明らかにするデザインだよ。この研究デザインは仮説を作る手掛かりになることがあるよ。

分析研究は、記述研究で得られた仮説を検証する研究で、疾患の発生要因や予防要因を解明することを最終目標としているんだ。

 そうなんですね。

 分析研究はさらに、観察研究と、介入研究とに分けられるよ。

観察研究とは、日々の診療などをひたすら観察して、データを蓄積

■曝露
p.4を参照下さい。

するデザインのことだよ。通常の診療と同じように、治療などの意思決定は患者と医師との間で行われ、研究者はそれに介入を加えることはないよ。

　それに対して、**介入研究**は、研究者が治療などに介入し、そのデータを蓄積するデザインのことだよ。治療法などを研究者が決定するため、患者と医師の意思は反映されないよ。

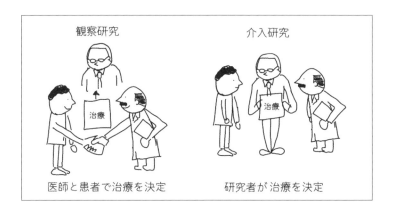

　そうでした。日々の診療で観察されたデータを解析するような研究は、観察研究の代表例で、新薬などの承認を得るための治験は、介入研究の代表例ですよね。

　その通りです。
　それではそれぞれのデザインをピラミッドの下から順に説明するね。

1.2　症例報告

　まず**症例報告**（case report）は、文字通り、1つの症例を報告するものだよ。

　症例は何でも良いんですか？　それなら僕も今日診察した風邪の患

者さんの症例報告を書いてみようかな。

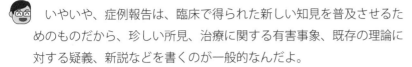 いやいや、症例報告は、臨床で得られた新しい知見を普及させるためのものだから、珍しい所見、治療に関する有害事象、既存の理論に対する疑義、新説などを書くのが一般的なんだよ。

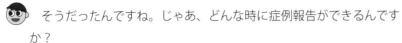 そうだったんですね。じゃあ、どんな時に症例報告ができるんですか？

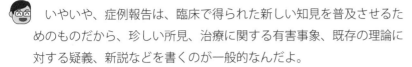 例えば、不治の病があるとするよ。ある医師が1人の患者さんにある薬を飲ませたところ完治したとしよう。薬を飲んだことによって病気が治ったのか、自然経過なのかはまだ分からない。しかし、この症例報告がきっかけで新しい治療法の発見につながるかもしれないよね。

 症例報告とは、
1人の症例を報告するもので、臨床で得られた新しい知見を普及させるためのものである。

1.3　症例集積

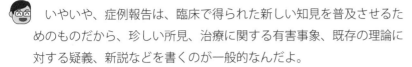 **症例集積**（case series report）は、症例報告に値する複数の症例をまとめて発表するものだよ。症例報告の例では患者さんが1人だけだったけど、今回は10人分など複数人の症例をまとめて報告するよ。薬を飲んだ10人の患者さんのうち、7人が完治したと発表するのが症例集積だよ。

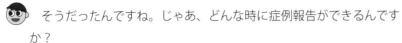 なるほど。症例報告は新たな真実を発見するきっかけになるもので、症例報告をパワーアップさせたのが症例集積ですね。でも、本当にその薬を飲んだから病気が治ったんですか？　別の原因で治ったとも考えられますよね？　本当に証明しようと思ったら、タイムマシンで過去に戻って、患者さんがその薬を飲まなかった場合と飲んだ場合の結果を比較しないと、薬を飲んでいたという事実は言えても、薬を

飲んだら治ったという因果関係までは言えないと思うんですが。

 良いことに気が付いたね。和田さんの言う通りだけど、現実的にタイムマシンで過去に戻ることは不可能だから、うまく研究をデザインすることで、理想と現実とのギャップを埋めようとしているんだよ。

 なるほど！　だから研究デザインが大切なのか！

 その通りだよ。

 ところで、症例集積がきっかけとなって発見されたものには、どんなものがあるんですか？

 有名なもので言うと、AIDS は、若い同性愛者の男性に発症したカポジ肉腫の症例集積研究がきっかけとなって発見されたんだ。

　　他にも、塩化ビニルが肝血管肉腫を引き起こすということは、塩化ビニル工場の労働者にみられた肝血管肉腫の症例集積研究がきっかけとなって、明らかになったんだよ。

 教科書にのっているような発見には、症例集積がきっかけとなったものもたくさんあるんですね。日々の診療で注意深く観察することや、疑問を持つことって大事ですね。

 ポイント

症例集積とは、
症例報告に値する複数の症例をまとめて発表するものであり、
新たな真実を発見する鍵となるものである。

 次は横断研究だよ。**横断研究**とは、原因となり得る因子と結果を同時に調査する研究デザインのことだよ。

 原因となり得る因子と結果を同時に調査するとはどういうことですか？

 例えば、ある時点でのテレビを見るときの距離と、その時の視力との関係を調べるなどが横断研究の例に当たるよ。

 なるほど。確かにテレビを近くで見るという因子と視力が悪いとい

う結果を同時に調査していますね。

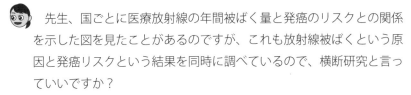

先生、国ごとに医療放射線の年間被ばく量と発癌のリスクとの関係を示した図を見たことがあるのですが、これも放射線被ばくという原因と発癌リスクという結果を同時に調べているので、横断研究と言っていいですか？

その通りです。ちなみに、その研究は、個人のデータを調べているのではなく、国という集団のデータを調べているよね。このように個人ではなく、集団同士を比較する横断研究を特に**エコロジカル研究**と言うんだよ。

横断研究について分かってきた気がします。

素晴らしいね。そんな2人に質問だよ。**アンケート調査**を行って、テレビを近くで見ている人ほど視力が悪いという相関関係が得られたとします。この結果からテレビを近くで見ると視力が悪くなるという主張はできるかな？

一見合理的なようですが、テレビを近くで見るから視力が悪くなるのではなく、視力が悪いからテレビを近くで見てしまうということも考えられると思います。

素晴らしいね。因果関係を証明するには、原因が結果よりも時間的に先に起きている必要があるんだ。このため、原因となり得る因子と結果を同時に調査する横断研究では、**相関関係があるということまでは分かっても、因果関係までは主張することができないんだよ。**

なるほど、横断研究は短期期間に調査できるという利点もある反面、そのような限界もあるんですね。

そうだね。ここまでが**記述研究**だよ。記述研究では症例報告、症例集積のように現状をそのまま記述したね。また、横断研究は一時点での因子と結果を同時に記述するものだったよね。
一方で、原因となり得る因子があってから一定期間後に結果を発生するときの関係を見る研究デザインを**縦断研究**と言うんだ。

これから説明する分析研究は、縦断研究を使った研究デザインだよ。最初にも説明したように、分析研究はさらに観察研究と介入研究に分けられるよ。

1.4　症例対照研究

　それでは**観察研究**から説明していくね。観察研究の１つ目は、**症例対照研究**（case-control study）だよ。これは、研究対象とする出来事（結果）が起きた群（症例群：case）と、起きていない群（対照群：control）で、その出来事の原因と考えられる因子に、それぞれの群がどの程度曝露しているかを比較する研究デザインだよ。

　なるほど。Case と control を先に設定するから「case-control study」なんですね。

　例えば、ある薬の効果を調べるときに、病気が治った患者さん（case）と、治っていない他の患者さん（control）を比較して、それぞれが過去に薬を飲んだか（曝露したか）を調べるということですね。

　そうだね。症例対照研究でポイントになるのは、対照群の選び方だよ。本来なら、対照群は、症例群の患者さんと同じような集団から選んでこなくてはいけなんだ。だけど、ひとたび選び方を間違えると、全く違う集団から対照群を選んできてしまうこともできるため、結論に影響することがあるよ。これを**選択バイアス**（selection bias）と言うんだ。例えば、ある病気が治った20代の学生に対して、5歳の幼児を対照群として比較したらどう思う？

■選択バイアス
p.140を参照下さい。

え、そんなの条件が違いすぎてだめですよ。年齢によって治りやすさが変わるのかもしれないし、この比較では、もし薬を飲んだ人のほうが多く治っていたとしても、本当に薬が原因かは分からないと思います。

じゃあ、どうしたらいいかな。

できるだけ、結果に関わりそうなポイントをあらかじめ多く抽出してそれらをそろえたらよいと思います。

そうだね。この例の場合はどんなところをそろえたらよいかな？

できるだけ同じ集団になるようにしたいから、年齢のほかにも、性別や住んでいる地域などもそろえたいです。

良いですね。年齢や性別など、曝露因子とは別の、結果に大きくかかわることが既に知られている因子をそろえることを**マッチング**というんだよ。マッチングによって曝露以外の因子を一致させた人を対照群として選んでくることができる点が症例対照研究の利点なんだよ。

■マッチング
p. 159 を参照下さい。

なるほど。でも、マッチングする因子を研究者が決めるとき、重要な因子を見逃していたら結果に影響がありそうですね。

そうだね。それに、未知の因子はマッチングすることはできないよね。そこが症例対照研究の限界でもあるんだ。

症例対照研究とは、
研究対象とする出来事が起きた群 (症例群:case) と、起きていない群 (対照群:control) に対して、その出来事の原因と考えられる因子に、それぞれの群がどの程度曝露しているかを比較するものである。
ポイント

1.5 コホート研究

さっきの症例対照研究では、研究対象とする出来事が起きた群と

■コホート
コホートとは古代
ローマの歩兵隊のこ
と。疫学では、共通
の因子をもった個人
の集まりを指します。

起きていない群に分けて、それぞれの曝露状況を比較したね。反対に、出来事の原因と考えられる因子に曝露した群と曝露していない群に分けて、出来事が起きる頻度を比較するのが**コホート研究**（cohort study）で、これが2つ目の観察研究だよ。

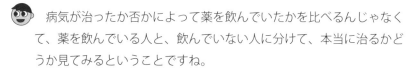
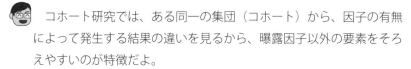

 病気が治ったか否かによって薬を飲んでいたかを比べるんじゃなくて、薬を飲んでいる人と、飲んでいない人に分けて、本当に治るかどうか見てみるということですね。

コホート研究では、ある同一の集団（コホート）から、因子の有無によって発生する結果の違いを見るから、曝露因子以外の要素をそろえやすいのが特徴だよ。

症例対照研究では対照群（control）の選び方が難しかったですもんね。この点で、コホート研究の方が、よりタイムマシンで戻ったのに近い感じがしますね。

コホート研究の具体例にはどんなものがありますか？

労働組合の全男性会員を8年間追跡して、アスベストへの曝露と、肺癌による死亡の関係を調べたところ、アスベスト曝露群の方が、同年代男性よりも肺癌による死亡率が高かったという研究があるよ。

確かに曝露から結果を見ていますね。

コホート研究とは、
出来事の原因と考えられる因子に曝露した群と曝露していない群に分けて、
それぞれの群にどの程度その出来事が起きるかを比較するものである。

1.6　症例対照研究とコホート研究の比較

😀　コホート研究って良い研究デザインなのになんですべての観察研究をコホート研究でやらないんですか？

😆　良い質問ですね。症例対照研究とコホート研究には向き不向きがあるからだよ。例えば、非常に稀な疾患の危険因子（リスクファクター）を探る際などには、コホート研究は向いていなくて、代わりに症例対照研究が好んで使われるよ。

😊　いつもそこが良くわからないのですが、コホート研究は稀な疾患には不向きで、症例対照研究は稀な疾患に向いているというのはどういうことですか？

😆　例えば、ある病気が非常に稀な疾患で、100 万人に 1 人の疾患だとしよう。その病気の発症リスク因子を研究するときに、コホート研究でやったらどうなると思う？

😀　うーん。100 万人に 1 人しかいないんだったら、患者さんを 100 人集めようと思ったら、約 1 億人の人を集める必要があります。だいたい日本の人口と同じくらいですね。すごく大規模な研究になりそうですね！　やってみたいです！

😆　ちょっと落ち着いて現実的に考えてみよう。1 億人の人に研究に参加してもらうには何年かかると思う？　1 年間で 1 万人の人が参加してくれるとしても参加人数を集めるだけで 1 万年かかるよ。さらに、1 万年かけて 1 億人の人を調べようと思ったら…。

😊　確かに時間もお金も人手もめちゃくちゃかかるので現実的ではないですね。

😆　そうだね。では次にこれを症例対照研究でやってみよう。症例対照研究では、すでにある病気の診断を受けた人、例えば 100 人に研究に参加してもらえばいいよね。各患者さんに対して、コントロールと

して健康な人を3人ずつマッチングさせても、全体で400人を調査すればいいことになるよ。

1億人と400人ではすごい違いですね。また、病気が発症するのを待たなくて良いので短い時間でできますね。稀な疾患を研究しようと思ったら、コホート研究よりも症例対照研究のほうが適しているということがよくわかりました。

素晴らしい。研究デザインのメリット、デメリットを把握しながら、論文を批判的に見ることができたらいいね。

先生、もう一つ質問です。症例対照研究は後ろ向き研究で、コホート研究は前向き研究と考えてしまってよいですか？

良い質問だね。多くの学生が勘違いしてしまっているけど、「症例対照研究＝後ろ向き」、「コホート研究＝前向き」というわけではないよ。

そうなんですか？　後ろ向きのコホート研究とかもあるということですか？

そうです。「前向き」「後ろ向き」の定義を説明できますか？

❓「前向き」「後ろ向き」について説明できますか？

 説明できない。
⟹ **このまま読む**

 説明できる。
⟹ **p. 43 の** 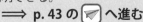 **へ進む**

「前向き（prospective）」と「後ろ向き（retrospective）」の違いは、研究を始めた段階ですでに結果が起きているか否かだよ。**前向き研究**は結果が生じる前に研究を始めて、**後ろ向き研究**では結果が生じてから研究を始めるよ。症例対照研究とコホート研究の違いは、原因となり得る因子（＝**曝露因子**）と**結果**のどちらを基準にして考えるかだったね。だから、次のと表のように4つにわけることができるよ。

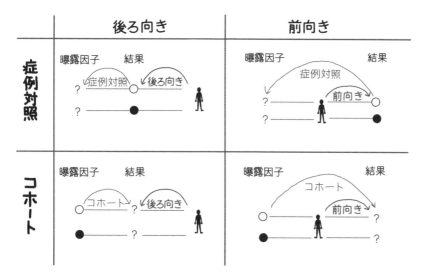

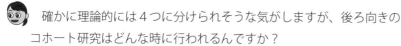

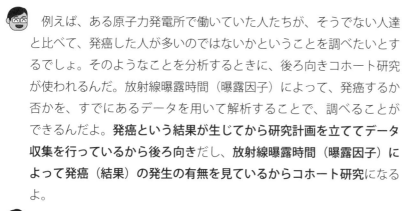

 確かに理論的には4つに分けられそうな気がしますが、後ろ向きの
コホート研究はどんな時に行われるんですか？

例えば、ある原子力発電所で働いていた人たちが、そうでない人達
と比べて、発癌した人が多いのではないかということを調べたいとす
るでしょ。そのようなことを分析するときに、後ろ向きコホート研究
が使われるんだ。放射線曝露時間（曝露因子）によって、発癌するか
否かを、すでにあるデータを用いて解析することで、調べることが
できるんだよ。**発癌という結果が生じてから研究計画を立ててデータ
収集を行っているから後ろ向き**だし、**放射線曝露時間（曝露因子）に
よって発癌（結果）の発生の有無を見ているからコホート研究**になる
よ。

後ろ向きに調べるとなると、調査対象の集団の情報がしっかりそ
ろっていないと、調査するのが難しそうですね。

その通りだね。後ろ向き研究では、データの欠落や思い出しバイア
スがあるから、よく管理された集団が向いているよ。

じゃあ前向きの症例対照研究はどんな時に行われるんですか？

■リコールバイアス
（思い出しバイアス）
p. 142を参照下さい。

例えば、母乳栄養が乳児肺炎を予防するのではないかと考えたとするね。そして、あらかじめ症例対照研究の研究計画を立てて、対照群は同じ地域の乳児を選んでおいたとするよ。その地域に住む乳児が乳児性肺炎で入院した際に、そのつど同性同月齢の対照症例を抽出し、データが集まったら分析することにしよう。**肺炎という結果が生じる前から研究計画を立てて、データを収集しはじめているから前向きで、乳児肺炎（結果）を生じたか否かによって、その乳児が**母乳栄養だったか**人工栄養だったか（曝露因子）を見ているから症例対照研究**になるね。

　本当だ。前向きの症例対照研究になっています。

■コホート内症例対
　照研究
コホート内から症例と
対照が抽出されると
いう入れ子（nest）構
造になっているので、
nested case-control
study（ネステッド・
ケース・コントロール
研究）とも言います。

　この症例対照研究を特に、コホート内症例対照研究というよ。
　このデザインは、よく調査された集団の中から症例が発生した場合につかえる症例対照研究で、同一の集団の中から症例群と対照群を選ぶから、選択バイアスを少なくできるいい方法なんだ。

　本当ですね。さらに、前向き研究なので思い出しバイアスが入りにくいという利点もありますね。

　分かってきたね。「症例対照研究＝後ろ向き」、「コホート研究＝前向き」という誤解は解けたかな？

　バッチリです。前向き、後ろ向きと症例対照研究、コホート研究は独立したものだから、研究デザインの組み合わせは4パターンあるということですね。

　その通り。ここまでが観察研究だよ。分かったかな？

　だいたい分かりましたが、やっぱりひたすら観察し続けるだけではいろんな要因が複雑に絡み過ぎててタイムマシンで戻った時のように純粋に曝露、非曝露の違いだけを見るには限界がありますね。

■交絡因子
p. 154 を参照下さい。

　そうだね。観察研究では未知の交絡因子を排除できないから、そこで認めた相関関係を因果関係とは断定できないよね。

そうですね。因果関係を言うにはどうしたらよいでしょうか…。

 その疑問を解決するべく登場するのが介入研究だよ。介入研究は、介入の効果だけを純粋に見ることができるという点で観察研究より明らかに優れているんだ。ここからは介入試験について説明していこう。

1.7 非ランダム化臨床試験

 非ランダム化臨床試験では、観察研究とは異なり、研究者が介入し、治療をするか否かを決めて、それぞれの結果を分析するんだ。対照群を設定せずシングルアーム（single arm）で行うものと、対照群を設定して各群を比較するダブルアーム（double arm）で行うものがあるよ。

 それぞれどんなものがあるか教えてください。

 シングルアームで行うものは、薬の臨床試験の第Ⅱ相試験のように、新薬の治療効果を調べたいときなどに使うよ。少ない症例数で良く、新薬を試したい患者さんにプラセボを投与しなくて良いという利点がある反面、対照群と直接比較することができないという欠点があるんだ。

ダブルアームで、ランダム化せずに行うものには、癌の治療で、手術と放射線治療を比較するものなどがあるよ。ランダム化を行わずに研究をすると、医師や患者が、手術か、放射線治療かを恣意的に決められてしまうよね。だから、もし手術の方が、予後が良いという結果が得られたとしても、癌の大きさが小さいもののほうが、多く手術になっているのかもしれないし、治らなそうな患者の多くが放射線を選んだのかもしれないよね。このように、ランダム化をしないと、各群を単純に比較するのが難しくなってしまうことも多いんだ。

■臨床試験治験
第Ⅰ相（PhaseⅠ）
　新薬を初めてヒトに投与する。
　少数の健康な人を対象に安全性を確認。
第Ⅱ相（PhaseⅡ）
　少数の患者さんを対象に、安全な投与量、投与方法を決定。
第Ⅲ相（PhaseⅢ）
　多数の患者さんを対象に有効性、安全性などを既存薬と比較。
第Ⅳ相（PhaseⅣ）
　発売後の安全性、使用法のチェック。

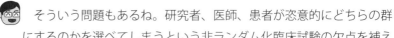　医師と患者だけではなく、研究者も関わってきますね。例えば研究者が悪意をもって治療をする人を恣意的に選ぶことができたら、治りそうな人を、新しい治療を行う群に選ぶことで、あたかも新しい治療法が効くかのような結果も出せてしまいそうですね。

　そういう問題もあるね。研究者、医師、患者が恣意的にどちらの群にするのかを選べてしまうという非ランダム化臨床試験の欠点を補えるのが、次に学ぶランダム化臨床試験だよ。

> **ポイント**
>
> 非ランダム化臨床試験とは、
> ランダム化を行わずに研究者が治療法に介入して、
> それぞれの結果を比較分析するものである。

1.8　ランダム化臨床試験

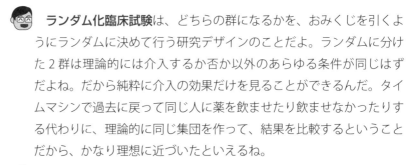　**ランダム化臨床試験**は、どちらの群になるかを、おみくじを引くようにランダムに決めて行う研究デザインのことだよ。ランダムに分けた2群は理論的には介入するか否か以外のあらゆる条件が同じはずだよね。だから純粋に介入の効果だけを見ることができるんだ。タイムマシンで過去に戻って同じ人に薬を飲ませたり飲ませなかったりする代わりに、理論的に同じ集団を作って、結果を比較するということだから、かなり理想に近づいたといえるね。

　確かに、この方法ならランダム化していないときのように、誰かが恣意的に患者を2群に割り振ることはできないから、より理想に近いですね。

　分かってきたみたいだね。じゃあ、ある病気が薬を飲むことで治るかを、ランダム化臨床試験で調べるとしたらどうすればいいかな？

　ある病気の人におみくじを引いてもらって、当たりが出た人には薬を飲んでもらい、はずれが出た人には何も飲ませないで、病気が治る

かをみるのはどうでしょうか？

 良いですね。

 ランダム化臨床試験ってすごいですね。ランダム化臨床試験をすれば、誰も研究結果に文句をつけられそうにないですね。

 実はそんなことも無いんだ。ランダム化臨床試験にも欠点があるんだよ。例えばさっき和田さんがあげてくれた例でいえば、患者さんや医師、研究者は誰がどの群に割り振られたかどうかを分かってしまうということが欠点なんだよ。

 え、公平におみくじを引いたのに何でダメなんですか？

 例えば医師は診ている患者さんがどちらの振り分け群に属するか分かった状態で研究をしているよね。医師にこの薬は効果があるはずだという先入観があると、薬を飲んでいる患者さんの症状を過小評価してしまうかもしれないよね。このようにランダム化臨床試験にも欠点があるんだよ。

 本当ですね。それなら、どの患者がどの群に割り振られたかが分からないようにすれば良いのではないですか？

 良いことに気が付きましたね。プラセボなどを用いてどの患者がどの群に振り分けられたかが分からないようにすることを**盲検化**（blinding）と言います。盲検化する対象として、①患者さん、②医者、③研究者の3つがあります。

患者さん自身が、どの群になったかを分からないようにすることを**単盲検**（single blinding）と言います。

 患者さんが効くと思われている薬を飲んだ方が効いた気になって、実際に効果が表れることもあるかもしれないですもんね。それを防ぐことができるということですか。

 そうですね。その思い込みによる効果のことを**プラセボ効果**と言います。

■**プラセボ（偽薬）**
本物の薬と同じ形、重さ、味をしているが、有効成分が入っていない偽の薬。デンプンや乳糖が使われることが多いです。

次に、患者さんに加えて医師もどの患者さんがどの群に割り振られたかを分からなくすることを**二重盲検**（double blind）といいます。

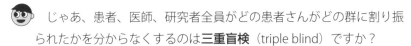 じゃあ、患者、医師、研究者全員がどの患者さんがどの群に割り振られたかを分からなくするのは**三重盲検**（triple blind）ですか？

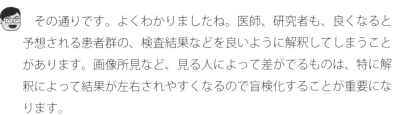 その通りです。よくわかりましたね。医師、研究者も、良くなると予想される患者群の、検査結果などを良いように解釈してしまうことがあります。画像所見など、見る人によって差がでるものは、特に解釈によって結果が左右されやすくなるので盲検化することが重要になります。

外科的治療の効果を調べる際には、偽の手術（プラセボ手術）を行うこともあります。

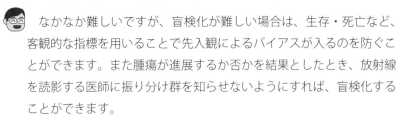 盲検化するときに、薬なら本物に近い偽物を作れそうですけど、非ランダム化臨床試験の例で出てきたように手術と放射線治療とを比較しようと思ったら、どうしてもどちらの治療を行ったのかわかってしまいますよね。こんな場合はどうしたらいいですか？

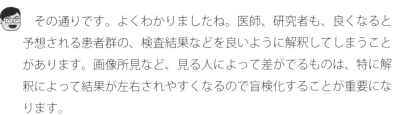 なかなか難しいですが、盲検化が難しい場合は、生存・死亡など、客観的な指標を用いることで先入観によるバイアスが入るのを防ぐことができます。また腫瘍が進展するか否かを結果としたとき、放射線を読影する医師に振り分け群を知らせないようにすれば、盲検化することができます。

 ポイント ランダム化臨床試験とは、患者をランダムに治療群と対照群に割り振って、それぞれの結果を比較分析するものである。盲検化をすることでよりさらに質の高い研究となる。

1.9　メタ解析

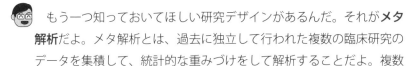 もう一つ知っておいてほしい研究デザインがあるんだ。それが**メタ解析**だよ。メタ解析とは、過去に独立して行われた複数の臨床研究のデータを集積して、統計的な重みづけをして解析することだよ。複数

の研究で得られた結果が一致しないとき、個々の研究の標本サイズが小さく有意な差を見いだせないとき、大きな標本サイズの研究が経済的・時間的に困難な時に使うと便利なんだよ。

例えばある病気が薬を飲めば治るっていう研究と、治らないっていう研究がいくつかあったときに、それらの研究に重みづけをして分析するということですね。既にあるいくつかの研究を分析すれば良いので、一から研究を始めるよりも簡単に早く結果が得られそうですね。

そうだね。ただし、同じ疾患を対象としているように見えても論文によって、選択・除外基準が違う、観察期間が違う、薬の用量が違うなど、微妙に内容が異なっていることが多いんだ。このことに注意しないでメタ解析をすると、統計的にもっともらしく間違った主張をしてしまうことがあり得るんだよ。

メタ解析も万能ではないんですね。

今までメタ解析が一番信用できると思っていたのですが、そんなことないんですか？

メタ解析は、集める論文の質によって、信頼性が大きく左右されるんだ。確かに、よくデザインされた大規模なランダム化臨床試験のメタ解析は、信頼度が最も高いよ。でも、メタ解析に使われている論文によっては、メタ解析よりも、よくデザインされた大規模ランダム化臨床試験の方が有用なこともあるので、必ずしも一番信頼できるとは言えないんだよ。

メタ解析とは、
過去に独立して行われた複数の臨床研究のデータを集積して、
統計的な重みづけをして解析するものである。

主な研究デザインはこれで全部だよ。もう一度最初の図を見てみよう。

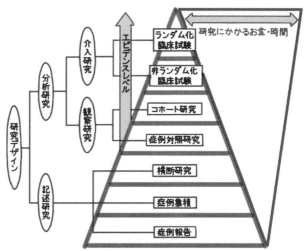

 先生、このピンクのピラミッド型の図の横に書いてある、エビデンスレベルってなんですか？ 発表されている論文数とかですか？

 いえいえ、これは、各研究デザインが理想にどれだけ近いかを表した図だよ。理想にどれだけ近いかの指標を**エビデンスレベル**（evidence level）と言うよ。

　ピラミッドの上に書いてある研究ほどエビデンスレベルが高くなっているよ。これまで症例報告からランダム化臨床試験まで、研究デザインをどんどん理想に近くなるように考えてきたよね。

 あ！ 確かに。

 ピラミッドの上に行くにしたがって信頼性が高くなるよ。つまり、因果関係を証明するための証拠能力が高くなるんだ。症例対照研究などエビデンスレベルが高くない研究では、相関関係は言えるけど、因果関係を断定することはできないんだよ。

　研究デザインを学んでみてどうだったかな？

 盲検ランダム化臨床試験が最も理想に近く、エビデンスレベルの高

い研究なら、すべての研究をその方法でやればいいのにと思いました。

 ランダム化臨床試験は理想的だけど、他の研究デザインの方が適切な場合もあるんだよ。

　例えば、症例数の少ない疾患について調べるとき、大きな介入研究をするためには非常に長い時間がかかる。そのような場合は、ピラミッドの下の方の研究デザインでも、早く世の中に出した方が臨床的には有用であることもあるよね。20年かけて、ある疾患のリスクファクターを突き止めたとして、突き止めた時には既にそのリスクファクターがこの世から無くなっていたら研究自体意味がないよね。

　一般にエビデンスレベルの高い研究ほど、行うのにお金も時間もかかる傾向があるんだ。だから、それらと明らかにしたいこととのバランスによって最適な研究デザインを選ぶ必要があるんだよ。

　さらに、ピラミッド内の位置はあくまで基本的なもので、ピラミッドの下の研究でも、これまでに学んだようなそれぞれのデザインによる特徴を知って、できるだけタイムマシンで戻った時のような理想的な状態に近づけることができればその研究はエビデンスレベルが高くなるんだよ。

　研究デザインによる特徴を知ることによって論文を批判的に読めるようになるよ。

 分かりました。

1.10　アマテラス論文を読む
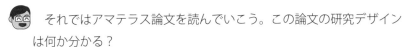

 それではアマテラス論文を読んでいこう。この論文の研究デザインは何か分かる？

 ランダム化臨床試験です。

 どうしてそう思ったの？

まずは論文の題名が、"Effect of Vitamin D Supplementation on Relapse-Free Survival Among Patients With Digestive Tract Cancers: The AMATERASU Randomized Clinical Trial." なので、Randomized Clinical Trial って書いてあるところから分かります。

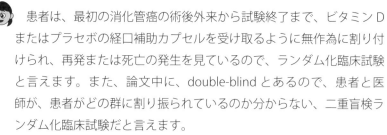 そこからも分かるね。研究の内容からはどうかな？

患者は、最初の消化管癌の術後外来から試験終了まで、ビタミンDまたはプラセボの経口補助カプセルを受け取るように無作為に割り付けられ、再発または死亡の発生を見ているので、ランダム化臨床試験と言えます。また、論文中に、double-blind とあるので、患者と医師が、患者がどの群に割り振られているのか分からない、二重盲検ランダム化臨床試験だと言えます。

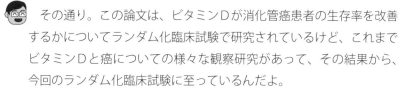 その通り。この論文は、ビタミンDが消化管癌患者の生存率を改善するかについてランダム化臨床試験で研究されているけど、これまでビタミンDと癌についての様々な観察研究があって、その結果から、今回のランダム化臨床試験に至っているんだよ。

 どんな観察研究があるんですか？

 復習のために、一緒に研究デザインを考えながら見ていこうか。

1つ目は、血液サンプルを使用して、血清25-ヒドロキシビタミンD（25-OHD）濃度と結腸癌になるリスクとの関係を調査した研究だよ。血液採取後の8年間で診断された34例の結腸癌を、年齢、人種、性別、および採血月数で67人の対照（control）とマッチさせたところ。結腸癌になるリスクは、血清25-OHD濃度が20 ng/ml 以上の人で3分の1に減少したよ[3]。

この研究デザインは何か分かる？

結腸癌になった群（症例群：case）と、なっていない群（対照群：control）に対して、それぞれの群が血清25-OHDにどの程度曝露しているかを比較しているから、症例対照研究ですね。ちなみに、結果が発生する前に研究を開始しているので、前向きだと思います。

正解です。よく理解できているね。

2つ目は、結腸直腸癌患者の手術時に血清 25-OHD レベルを直接測定して、その後フォローして、生存率との関連を調べた研究だよ。手術時の 25-OHD レベルが高いほど、結腸直腸癌患者の全生存率が向上したことが報告されたんだ[10]。

この研究デザインは何か分かる？

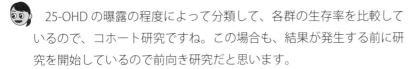 25-OHD の曝露の程度によって分類して、各群の生存率を比較しているので、コホート研究ですね。この場合も、結果が発生する前に研究を開始しているので前向き研究だと思います。

 その通りだよ。アマテラス論文のような RCT はいくつかの先行研究をもとに行われることが多いから、論文を読むときは、それらの内容も理解していると、内容の理解がぐっと深まるよ。研究デザインについて分かるようになったかな？

先行研究の内容はIntroduction に書いてあることが多く、Discussion では結果と先行研究との整合性について言及してあることが多いです。

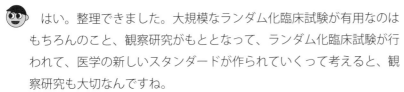 はい。整理できました。大規模なランダム化臨床試験が有用なのはもちろんのこと、観察研究がもととなって、ランダム化臨床試験が行われて、医学の新しいスタンダードが作られていくって考えると、観察研究も大切なんですね。

 研究デザインを学ぶ中で、バイアスや交絡が出てきて、論文を批判的に読むために大切なんだなと思いました。先生、バイアスなどについても教えてください。

■バイアス
p. 139 を参照下さい。
■交絡
p. 154 を参照下さい。

 いいね。後の章で、バイアスや交絡について見てみよう。

- 症例報告とは、1つの症例を報告するもので、臨床で得られた新しい知識を普及させるためのものである。

- 症例集積とは、症例報告に値する複数の症例をまとめて発表するものであり、新たな真実を発見する鍵となるものである。

- 症例対照研究とは、研究対象とする出来事が起きた群（症例群：case）と、起きていない群（対照群：control）に対して、その出来事の原因と考えられる因子に、それぞれの群がどの程度曝露しているかを比較するものである。対照群の選び方が大切である。

- コホート研究とは、出来事の原因と考えられる因子に曝露した群と曝露していない群に分けて、それぞれ群にどの程度その出来事が起きるかを比較するものである。

- 非ランダム化臨床試験とは、ランダム化を行わずに研究者が治療法に介入して、それぞれの結果を比較分析するものである。

- ランダム化臨床試験とは、患者をランダムに治療群と比較対照群に割り振ってそれぞれの結果を比較分析するものである。盲検化をすることでより質の高い研究となる。

- メタ解析とは、過去に独立して行われた複数の臨床研究のデータを集積して、統計的な重みづけをして解析するものである。

第2章
生存解析

2.1　生存解析とは

いよいよ生存解析だよ。

生存解析って多くの臨床研究で目にしますが、よく使われる理由はあるんですか？　そもそも生存解析ってどういったものなんですか？

生存解析は結果が発生するまでの時間を使う解析法ですよね。

その通りです。時間というパラメーターが入ることが生存解析の最大の特徴だよ。

確かに、アマテラス論文にのっているグラフも横軸は時間になっていますね。

研究デザインのところで勉強したコホート研究では、結果が起きるか否かのみを見ていましたよね。生存解析ではそれだけでなく、結果がいつ起きたかということも見ることができるんだよ。

それってどう大事なんですか？

例えば、ビタミンＤのサプリメントを飲むと癌による死亡を抑えられるということを証明したいとするよね。200人をビタミンＤを飲む群100人とプラセボを飲む群100人にランダムに振り分けて二重盲検ランダム化臨床試験を行うことにしよう。そして、10年後の癌による死亡者数は、両群とも10人ずつで差はなかったとしよう。ここからどんなことが言えるかな？

■二重盲検ランダム化臨床試験
p. 46 を参照下さい。

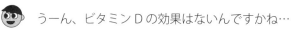 うーん、ビタミンDの効果はないんですかね…

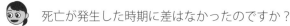 死亡が発生した時期に差はなかったのですか？

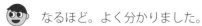 素晴らしい質問だね。じゃあプラセボを飲んだ群で死亡した10人は全員1年以内に死亡していて、ビタミンDを飲んだ群で死亡した10人は全員5年後以降に死亡していたとしたらどうかな？

10年後の死亡者数が同じ10人でも、ビタミンDを飲んだ方が長生きできているなら、ビタミンDを飲んだ方がいいように思います。

そうだよね。この違いを明らかにできるのが生存解析なんだよ。例えば分母に時間、分子に結果（event）発生の有無を0か1で表すとすると、1年後に結果（event）を発生した人は1/1だけど、10年後に発生した人は1/10になるよね。発生の有無だけだと同じ1人だけど、時間によって重みをつけて評価できるんだ。このように、生存解析では時間も評価することによって、結果の有無だけで評価をするよりも効果の違いをとらえやすくなるんだ。病気の再発や死亡など、多くの臨床研究で扱われるテーマは、それらが起こるか否かに加えて、いつ起こるかという時間の概念が非常に重要なんだ。このことが、生存解析が多くの臨床研究で使われる理由なんだよ。

なるほど。よく分かりました。

ポイント 生存解析とは、
結果が発生するまでの時間を考慮して、両群を比較する解析法である。
次に説明するカプラン - マイヤー生存曲線が多く用いられる。

2.2 カプラン - マイヤー生存曲線

結果は、event、outcome、endpoint と表現されます。

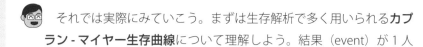 それでは実際にみていこう。まずは生存解析で多く用いられる**カプラン - マイヤー生存曲線**について理解しよう。結果（event）が1人

発生する毎に階段を下に降りるように曲線を描くよ。

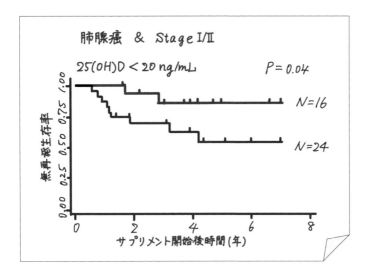

Akiba T, et al. Vitamin D supplementation and Survival of Patients with Non-small Cell Lung Cancer: A Randomized, Double-Blind, Placebo-Controlled Trial より改変 [11]

上の図は、40人の予後調査です。ビタミンDを飲んだ群（ピンク）とプラセボ群（黒）に分けて生存率を比較しています。縦軸と横軸はそれぞれ何になっているかな？

縦軸は**無再発生存率**（relapse-free survival: RFS）、横軸はサプリメントを飲み始めてからの年数です。

そうだね。観察を開始したときは誰も再発していないし、全員生きているから、t＝0のとき縦軸は1だね。再発ないしは死亡という結果が発生するたびに階段を下るようにグラフが下がっていくよ。結果が全く発生しないと水平線になるけれど、グラフが上がることはないね。

黒とピンク色を比べると、黒色の方が先に下がっています。黒のプラセボを飲んだ人の方が早く再発したり死亡したりする傾向があるということですね。

そうだね。まずはそのように大まかな傾向をつかむことが大切だ

■カプラン-マイヤー
カプランとマイヤーは、2人の人物です。カプランが臨床医、マイヤーが統計学者です。

2つのグラフが同じか否かは log-rank 検定という方法で検定します（p.67）。

よ。次に縦軸で 0.50、つまり半分の患者さんが再発したり、亡くなったりする時期を見てみよう。黒色では 4 年とちょっと、ピンクでは 7 年たっても 80% 以上の人が再発せずに生きているね。ということはビタミン D を飲んだ方が 3 年以上も長生きしているということだね。また、グラフの右上に書いてある P 値は 0.05 未満だから 2 つの生存曲線は統計学的に明らかに異なるということが分かるね。このようにカプラン‐マイヤー生存曲線を解釈できるだけで非常に多くの情報が得られるんだ。

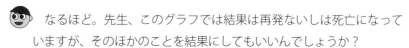 なるほど。先生、このグラフでは結果は再発ないしは死亡になっていますが、そのほかのことを結果にしてもいいんでしょうか？

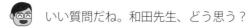 いい質問だね。和田先生、どう思う？

よくみるのは**全生存率**（overall survival: OS）ですね。でも**無進展生存率**（progression-free survival: PFS）を結果にしたものや、入院を結果にしたものも見たことがあります。

うん、名前は「生存」解析だから癌の再発など生存・死亡に深く関係する結果とすることが一般的だけど、生存に関係しないものでもいいんだよ。

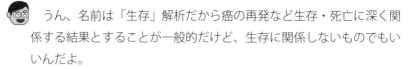 結婚とか出産とか大学合格とかでもいいんですか？

臨床研究というより社会学の研究になりそうだけど、結果が発生するまでの時間を見るので、生存解析が使えます。

なんだか生存解析が身近に感じられるようになりました。

2.3 センサー

グラフをよくみて気が付いたのですが、グラフのところどころにある点のようなものは何ですか？

いいところに気が付いたね。カプラン - マイヤー生存曲線の優れた点はこの点にあるんだよ。カプラン - マイヤー生存曲線の上に並んでいる垂線はある人が垂線の時点で**センサー（censor）**になったことを示しているんだよ。

 センサー？　何かを感じ取るんですか？

 それは Sensor だね。センサーとは、結果を発生していないにもかかわらず何らかの理由で追跡調査が終了することだよ。例えば、ある病気の再発を結果にして 5 年間外来で追跡調査を行う計画を立てたとき、どうしても追跡調査ができなくなってしまうことがあるんだけど、どんなときかわかるかな？

 え、追跡調査ができなくなるときですか…。患者さんが引っ越して外来に来なくなったときとかですかね？

 素晴らしいね。大正解です。そのような症例のことを**追跡不能例（loss to follow-up: LTF）**というんだよ。病気の癌による死亡が評価項目（＝結果）の場合、交通事故など他の原因で亡くなった場合もセンサーに含まれるよ。他にはどんなものがあるかな？

 患者さんが病気を再発する前に研究自体が終わってしまう場合などはどうでしょうか？

 それも正解。その場合を**研究終了（study end）**といって、数としてはこれが最も多いんだ。
もうひとつあるんだけど何かわかるかな？

 うーん…。

 もう一つは**撤回（withdrawal）**。一旦は研究に参加したものの、他の病でこれ以上研究に参加することが難しいと主治医が判断した場合や、患者さんが同意を取り消したいといった場合などがこれに当たるよ。でも大概の患者さんは、治験薬やサプリメントの内服はやめたいけれど、データをとることは構わないと言ってくれることが多いよ。この場合どうする？

57

第2章 生存解析

結果的に薬を飲まないなら、プラセボ群に振り分けられたことにすれば良いのではないですか。

ちょっと待って。そうすると、サプリメントを飲みたくないという患者さんに限って規則的な生活ができない傾向にあって、生活習慣病のリスクをもつ場合があったら結果に影響してしまうと思います。

冒頭の例で考えると、確かにそうすると、死亡リスクの高い人がプラセボ群に多くなってしまいますね。ビタミンDに癌の再発死亡を抑える効果がなくても、効果があるという結果になってしまいそうですね。

そうそう、だから仮に試験サプリを内服していなくても、最初に割り付けられた群として解析するんだ。これをITT（intention to treat）と呼ぶよ。

でも先生、仮に3割の人が内服していなかったらどうなるんですか？ プラセボは飲んでも飲まなくても結果は変わらないとして、ビタミンDサプリを内服していない人が3割もいたら…

本当はビタミンDに効果があっても、統計学的に効果が認められなかったという間違った結論をくだしてしまう可能性が高くなるね。逆にそれでも統計学的に有意差を検知できるくらい効いていれば、実際にはもっと効いていたかもしれない。だから、介入研究をする場合、ちゃんと内服してくれたか（adherence）が、とても大切なんだ。研究の質を保つためにadherenceはできれば90％以上を維持したいところだけれど、これがなかなか難しいんだ。和田さんがサプリメントの試験に参加して、試験が終わるまでずっと、例えば5年間飲まなくてはならないとしたら続けられる？

う〜ん、難しいかもしれません。例えば血圧の薬で、薬を飲めば血圧が下がるというように薬の効果が目に見えて分かる場合には、ちゃんと飲み続けられるかもしれません。でもサプリだと、目に見えた効果がないだろうから、何年も続けるのは難しいかもしれません…。

そうだよね。研究によっては adherence を高めるのが難しいことも
あるよね。そういったときには、例えば3か月間試験薬を内服し続け
ることができた患者さんを対象とするといった工夫をする場合もある
よ。

 なるほど、三日坊主の人は最初にふるい落とされるわけですね。

 ところでセンサーって、研究の終了まで追跡調査をできなかった人
たちですよね？ 最後まで追跡できていないのにその人たちのデータ
も解析に入れてしまっていいんですか？

 いい質問だね。生存解析を用いない場合は、1年後に追跡不能
（LTF）になろうと、4年後に LFT になろうと、同じ LTF として扱われ、
解析に含まれないこともあるんだ。だけど、LTF になった人も、少な
くとも LTF になった時点までは結果（event）を発生していないわけ
だから、そのデータも捨てずに解析できたらいいよね。

 データを捨てずに使えたら、研究にかけたお金と時間を無駄にしな
くていいですもんね。

 生存解析では、時間によって重みをつけることによって、センサー
になったデータも捨てずに解析できるんだ。

 なるほど！ 1年後に LTF になった人よりも4年後に LTF になった
人の方が重みを大きくすればいいということですね。

センサーとは、
結果を発生していないにもかかわらず何らかの理由で追跡調査が終了すること。

 カプラン - マイヤー生存曲線の概要は分かったかな？
　1つひとつの生存曲線を解釈できるようになったら、今度は2つ以
上の生存曲線が統計的に同じか否かが知りたいよね。この後はそれを
調べる方法について説明していこう。それが分かれば、生存解析を説

明できるようになるよ。

 log-rank 検定とかですね！　よろしくお願いします。

 先生、その前に、実際にカプラン - マイヤー生存曲線を自分が描こうと思ったらどのようにしたらいいんでしょうか？

❓ カプラン - マイヤー生存曲線を描いてみますか？

| 描いてみたい。
⟹ **このまま読む** | 先に log-rank 検定について学びたい。
⟹ **p.67 の へ進む** |

2.4　カプラン - マイヤー生存曲線の作り方

 ここからは実際に描くときのことを説明していくから数式が出てくるよ。心の準備はいいかな？　難しかったら飛ばしていいからね。

 大丈夫です。

 まず、再発ないし死亡が結果のとき、カプラン - マイヤー生存曲線の縦軸はなんだったかな？

 縦軸には生存率をとりました。あ、でも t の関数だから、ある時点 t までの生存率ですか？

 素晴らしいね。その通りです。縦軸は、「ある個人が時点 t を超えて**再発なく生存している**確率」です。今回の結果は再発ないし死亡なので、「再発なく生存している＝再発も死亡もしていない＝（再発ないし死亡という）結果を発生していない」となり、縦軸は「ある個人が時点 t を超えて結果を発生していない確率」と言い換えることができます。この確率を、**生存関数**（survival function）：S(t) と言います。S(t) は**累積生存率**（cumulative survival rate）とも呼ばれます。

ポイント

> 生存関数 S(t) とは、
> S(t)＝ある個人が時点 t を超えて結果を発生していない確率
> ＝（ある個人が結果を発生する時点 > 時点 t）となる確率

 生存関数 S(t) は「ある時点 t において全体の中のどれくらいの人が結果（Event）を発生していないか」とも言い換えられるから、

$$S(t) = \frac{\text{時点 t を超えて結果を発生していない人数}}{\text{全体の人数}}$$

で表すことができます。実際にカプラン - マイヤー生存曲線を描くときはこの数式を使います。

 上の数式から考えると S(0) = 1，S(∞) = 0 となりますね。最初は全員生存していて、時間がたつにつれて生存している人が減っていき、非常に長い時間がたつと最後には全員亡くなると考えると、生存曲線が 1 から 0 の間で単調減少になるのも理解できますね。

 そうだね。計算方法が分かったところで実際にやってみよう。

ここに癌が再発し、既に亡くなった 12 人のカルテがある。再発が分かってから亡くなるまでの月数は下の表の通りです。

患者ID	再発から死亡までの月数
1	2
2	3
3	6
4	6
5	7
6	10
7	15
8	15
9	16
10	27
11	30
12	32

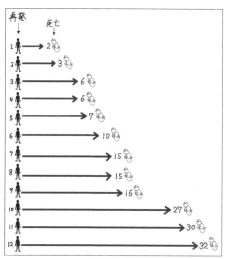

これをもとにカプラン - マイヤー生存曲線を描いていこう。最初の時点では 12 人全員が生存しているので S(0) = 1 だよね。2 か月の時点で 1 人亡くなっているので、2 か月を超えて生存する確率は S(2) = 11/12 となります。3 か月の時点でまた 1 人亡くなっているので S(3) = 10/12 となります。6 か月の時点では 2 人が亡くなっているので、S(6) = 8/12 となります。同じように 32 か月の時点まで計算するとどうなるかな？

 簡単ですね。計算すると次の表のようになりました。

月	死亡者数	生存者数	S(t)		
0	0	12	S(0)=	12/12 =	1.000
2	1	11	S(2)=	11/12 =	0.917
3	1	10	S(3)=	10/12 =	0.833
6	2	8	S(6)=	8/12 =	0.667
7	1	7	S(7)=	7/12 =	0.583
10	1	6	S(10)=	6/12 =	0.500
15	2	4	S(15)=	4/12 =	0.333
16	1	3	S(16)=	3/12 =	0.250
27	1	2	S(27)=	2/12 =	0.167
30	1	1	S(30)=	1/12 =	0.083
32	1	0	S(32)=	0/12 =	0.000

 素晴らしいね。S(t) は別の方法でも求めることができるんだ。いま求めてもらった方法はセンサーがないときにしか使えないんだけど、いまから紹介する方法は、センサーがある場合にも使える方法だよ。

 そうなんですか。やってみたいです。

 ちょっと難しいかもしれないけど頑張ってついてきてね。ここでは、

$$S(t) = S(t-1) \times \frac{時点 t を超えて結果を発生していない人数}{時点 t において結果を発生しうる人数}, \quad S(0) = 1$$

と表して S(t) を求めるよ。

 うーん、難しそうですね。

大丈夫。さっきの例を使って S(3) を考えてみよう。3 か月を超えて生きているということは「2 か月を超えて生きている　かつ　2 か月を超えて生きていて 3 か月を超えて死んでいない」ということだよね。

 そうですね。

 これを数式で表すと、ある個人が 3 か月を超えて生きている確率は

S(3) = S(2) × 2 か月を超えて生きていて 3 か月の時点で死んでいない確率

となるよね。

 「かつ」を、掛け算の「×」に置き換えたわけですね。

 ここでさらに 2 か月を超えて生きていて 3 か月の時点で死んでいない確率は「3 か月を超えて生きている人数÷ 3 か月において死ぬ可能性がある人数」と言い換えることができるよね。だから

$$S(3) = S(2) \times \frac{3 \text{ か月を超えて生きている人数}}{3 \text{ か月の時点において死ぬ可能性のある人数}}$$

と表せるんだ。

　3 か月を超えて生きている人数は 10 人で、3 か月において死ぬ可能性があるのは 2 か月を超えて生きている 11 人だから、10/11 となり、

$$S(3) = S(2) \times \frac{10}{11}$$

というように求められるよ。

 なるほど。確かに

$$S(t) = S(t-1) \times \frac{\text{時点 t を超えて結果を発生していない人数}}{\text{時点 t において結果を発生しうる人数}}$$

と言えそうですね。この方法で求めた S(t) がさっき求めたものと一致するかどうか計算してみてもいいですか？

 ぜひやってみてください。

月	死亡者数	生存者数	S(t)		
0	0	12	$S(0)=$	$\dfrac{12}{12}=$	$\dfrac{12}{12}=1.000$
2	1	11	$S(2)=\ S(0)\times\dfrac{11}{12}=$	$\dfrac{12}{12}\times\dfrac{11}{12}=$	$\dfrac{11}{12}=0.917$
3	1	10	$S(3)=\ S(2)\times\dfrac{10}{11}=$	$\dfrac{12}{12}\times\dfrac{11}{12}\times\dfrac{10}{11}=$	$\dfrac{10}{12}=0.833$
6	2	8	$S(6)=\ S(3)\times\dfrac{8}{10}=$	$\dfrac{12}{12}\times\dfrac{11}{12}\times\dfrac{10}{11}\times\dfrac{8}{10}=$	$\dfrac{8}{12}=0.667$
7	1	7	$S(7)=\ S(6)\times\dfrac{7}{8}=$	$\dfrac{12}{12}\times\dfrac{11}{12}\times\dfrac{10}{11}\times\dfrac{8}{10}\times\dfrac{7}{8}=$	$\dfrac{7}{12}=0.583$
10	1	6	$S(10)=\ S(7)\times\dfrac{6}{7}=$	$\dfrac{12}{12}\times\dfrac{11}{12}\times\dfrac{10}{11}\times\dfrac{8}{10}\times\dfrac{7}{8}\times\dfrac{6}{7}=$	$\dfrac{6}{12}=0.500$
15	2	4	$S(15)=\ S(10)\times\dfrac{4}{6}=$	$\dfrac{12}{12}\times\dfrac{11}{12}\times\dfrac{10}{11}\times\dfrac{8}{10}\times\dfrac{7}{8}\times\dfrac{6}{7}\times\dfrac{4}{6}=$	$\dfrac{4}{12}=0.333$
16	1	3	$S(16)=\ S(15)\times\dfrac{3}{4}=$	$\dfrac{12}{12}\times\dfrac{11}{12}\times\dfrac{10}{11}\times\dfrac{8}{10}\times\dfrac{7}{8}\times\dfrac{6}{7}\times\dfrac{4}{6}\times\dfrac{3}{4}=$	$\dfrac{3}{12}=0.250$
27	1	2	$S(27)=\ S(16)\times\dfrac{2}{3}=$	$\dfrac{12}{12}\times\dfrac{11}{12}\times\dfrac{10}{11}\times\dfrac{8}{10}\times\dfrac{7}{8}\times\dfrac{6}{7}\times\dfrac{4}{6}\times\dfrac{3}{4}\times\dfrac{2}{3}=$	$\dfrac{2}{12}=0.167$
30	1	1	$S(30)=\ S(27)\times\dfrac{1}{2}=$	$\dfrac{12}{12}\times\dfrac{11}{12}\times\dfrac{10}{11}\times\dfrac{8}{10}\times\dfrac{7}{8}\times\dfrac{6}{7}\times\dfrac{4}{6}\times\dfrac{3}{4}\times\dfrac{2}{3}\times\dfrac{1}{2}=$	$\dfrac{1}{12}=0.083$
32	1	0	$S(32)=\ S(30)\times\dfrac{0}{1}=$	$\dfrac{12}{12}\times\dfrac{11}{12}\times\dfrac{10}{11}\times\dfrac{8}{10}\times\dfrac{7}{8}\times\dfrac{6}{7}\times\dfrac{4}{6}\times\dfrac{3}{4}\times\dfrac{2}{3}\times\dfrac{1}{2}\times\dfrac{0}{1}=$	$\dfrac{0}{12}=0.000$

 できました。確かに、さっき出した S(t)と同じ値になりました！

 おめでとう。S(t)が出せるようになったらあとはグラフにプロットしていくだけだよ。やってごらん。

 できました。こんな感じですか？

カプラン-マイヤー生存曲線

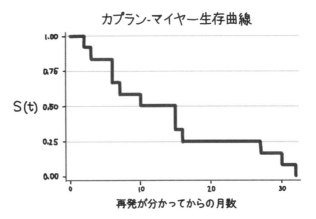

再発が分かってからの月数

 素晴らしいカプラン - マイヤー生存曲線が描けたね。

 やりました！

実際に解析するときは解析ソフトを使うと手計算なしで、一瞬でカプラン - マイヤー生存曲線を描いてくれるよ。

 先生、センサーがない場合のカプラン - マイヤー生存曲線の描き方はよくわかったのですが、センサーがある場合はどうしたらいいでしょうか？

 2回目に求めた S(t) の求め方を使えば簡単です。仮に、3か月、10か月の時点で各1人ずつが研究終了になり、センサーになったとしよう。センサーになった人はセンサーになった時点までは生きていたわけだから、

$$S(t) = S(t-1) \times \frac{時点\,t\,を超えて結果を発生していない人数}{時点\,t\,において結果を発生しうる人数}$$

の「時刻 t を超えて結果を発生していない人数」にカウントすることができるんだ。ただし、S(t+1) のときの「時点 t+1 において結果を発生しうる人数」にはカウントできないよね。だから下の表のように計算することができるんだよ。

月	死亡者数	生存者数	S(t)		
0	0	12	S(0)=	$\frac{12}{12}=$	1.000
2	1	11	S(2)=	$S(0)\times\frac{11}{12}=$	0.917
3	0	10(+1)	S(3)=	$S(2)\times\frac{10+1}{11}=$ センサーの分	0.917
6	2	8	S(6)=	$S(3)\times\frac{8}{10}=$ センサーを含めない	0.733
7	1	7	S(7)=	$S(6)\times\frac{7}{8}=$	0.642
10	0	6(+1)	S(10)=	$S(7)\times\frac{6+1}{7}=$ センサーの分	0.642
15	2	4	S(15)=	$S(10)\times\frac{4}{6}=$ センサーを含めない	0.428
16	1	3	S(16)=	$S(15)\times\frac{3}{4}=$	0.321
27	1	2	S(27)=	$S(16)\times\frac{2}{3}=$	0.214
30	1	1	S(30)=	$S(27)\times\frac{1}{2}=$	0.107
32	1	0	S(32)=	$S(30)\times\frac{0}{1}=$	0.000

なるほど、これならセンサーがあるときも求められますね。

 ちなみにこの結果をもとにカプラン‐マイヤー生存曲線を描いてみるとどうなるかな？

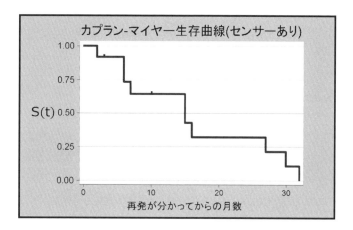

 できました。

 これでカプラン‐マイヤー生存曲線を描けるようになったね。

 それでは次に2つ以上の生存曲線が、統計学的に同じものなのか、異なっているのかを調べる方法について学んでいこう。

 2つ以上の生存曲線が同じか否かっていうのは、生存曲線の見た目から判断するのではいけないんでしょうか？

 2.2節で最初に出したグラフを見た時に、「ピンク色よりも黒色の方が先に下っているから、黒＝プラセボを飲んだ人の方が早く死亡する傾向がある」と考えたよね。でもそれは主観的なものだから、本当に2つ以上の生存曲線が同じか違うかというのは統計学的検定を行って、差がある、差があるとはいえない、と判断する必要があるんだよ。その際に用いる代表的な検定法として log-rank 検定と Cox 比例ハザードモデルがあるんだ。

 log-rank 検定と Cox 比例ハザードモデルはどう違うのでしょうか？

簡単に言うと、log-rank 検定は 2 つ以上のカプラン - マイヤー生存曲線が統計学的に同じか否かを判別するもので、Cox 比例ハザードモデルは累積ハザード曲線が同じか否かを判別するだけではなく、どれくらい違うのかをハザード比として定量することができるんだ。しかも、多くの変数について多変量解析を行うことができるよ。どちらの検定でも解析で P 値＜ 0.05 となれば統計学的に明らかに異なっているということができるんだ。

2.5　log-rank 検定

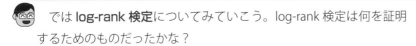

　では **log-rank 検定**についてみていこう。log-rank 検定は何を証明するためのものだったかな？

　2 つ以上のカプラン - マイヤー生存曲線が統計学的に同じか否かを判別するものです。

　そうだね。それを判断するために、まず以下の仮説を立てます。

$$\begin{cases} H_0：2 \text{つの生存曲線は等しい} \\ H_1：2 \text{つの生存曲線は異なる} \end{cases}$$

　でも、生存解析では時間軸が加わっているから、差がある、差がないというのを解析するのは難しそうですね。

　そうだね。そこで上の仮説を

$$\begin{cases} H_0：\text{すべての} t \text{において}　S_E(t) = S_C(t) \\ H_1：\text{ある} t \text{において}　S_E(t) \neq S_C(t) \end{cases}$$

といいかえます。

　こうすれば、結果を発生した t において H_0 が正しいときに期待される値（Expected）と実際の値（Observed）を比較することができるよ。期待値と実際の値の差が大きいほど H_0 である確率は低くなるよ

ね。そして、全体として H_0 が起こるという確率が 0.05 未満、つまり P 値が 0.05 未満だったとき、H_1 の仮説が正しい、つまり 2 つの生存曲線は異なるといえるんだ。

 なるほど。結果が起きたすべての t について期待される値と実際に発生した値の差を調べていくということですね。

 ポイント

log-rank 検定は、

2 つ以上のカプラン - マイヤー生存曲線が統計学的に同じか否かを判別するもの。

 実際に計算をしてみたいのですが何かいい例はありませんか？

? log-rank 検定をしてみますか？

 log-rank 検定をしてみたい。
$\Longrightarrow$ **このまま読む**

 先に Cox 比例ハザードモデルを学びたい。
$\Longrightarrow$ **p. 72 の □ へ進む**

2.6 log-rank 検定のやり方

 それでは少ない人数で実際に log-rank 検定の計算をしてみよう。

 頑張ります！

 致死的な疾患を持つ 12 人を対象に A か B の治療群にランダムに振り分け、どちらが死亡率（結果＝死亡）を減らせるかを比較してみよう。

 A の薬を飲んだ群では、3 か月、6 か月、8 か月の時点で 1 人ずつ結果を発生していて、B の薬を飲んだ群では 10 か月、14 か月の時点で結果を発生していますね。残りの人たちは研究終了によってセンサーとなったということでしょうか。

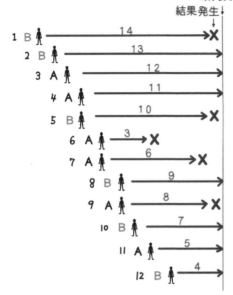

 その通り。分かってきたね。

さっきも説明したように、まず

$$\begin{cases} H_0：治療 A と治療 B の死亡抑制効果は等しい \\ H_1：治療 A と治療 B の死亡抑制効果は異なる \end{cases}$$

つまり

$$\begin{cases} H_0：すべての t において　S_A(t) = S_B(t) \\ H_1：ある t において　S_A(t) \neq S_B(t) \end{cases}$$

という仮説を立てるよ。

　H_0 が正しいという仮説の下で結果（event）を発生したそれぞれの t に対して

（Observed）−（Expected）

＝（実際に観察された人数）−（治療 A と治療 B が同じときに期待される人数）

を計算していこう。この値を求めるために、それぞれの t について 2 種類の 2 × 2 の表を作るよ。最初は 3 か月の時点だね。このとき A の群で 1 人亡くなり、他の患者さんはまだ生きているから Observed

における治療 A の死亡者数が 1 になっているね。

3か月

Observed

治療	死亡者数	生存者数	合計
A	1	5	6
B	0	6	6
合計	1	11	12

Expected

治療	死亡者数	生存者数	合計
A	0.50	5.50	6
B	0.50	5.50	6
合計	1	11	12

　このとき「A と B の治療効果は同じ」という仮定の下で、A 群で

死亡する人数の期待値は $\blacktriangle \times \dfrac{6}{12} = \dfrac{1}{2} = 0.5$ 人となる。

　よって、観察された値と期待される値の差は、

$$(\text{Observed}) - (\text{Expected}) = 1 - 0.5 = 0.5$$

となるんだよ。

 なるほど。それぞれの t に対して実際に観察された値と期待される値の 2 種類の表を作るということですね。

 では同様に 6 か月の時点を考えていこう。

 6 か月の時点でも A 群の 1 人が亡くなっていますね。

6か月

Observed

治療	死亡者数	生存者数	合計
A	1	3	4
B	0	5	5
合計	1	8	9

Expected

治療	死亡者数	生存者数	合計
A	0.44	3.56	4
B	0.56	4.44	5
合計	1	8	9

　「A と B の治療効果は同じ」と仮定すると、A 群で死亡する人数

の期待値は $1 \times \dfrac{4}{9} = \dfrac{4}{9} \fallingdotseq 0.44$ ですか？

 正解です。では観察された値と期待される値の差はどうなるかな？

 $(\text{Observed}) - (\text{Expected}) = 1 - 0.44 = 0.56$　です。

 それでは、8 か月、10 か月、14 か月についても（Expected）−（Observed）をそれぞれ計算して、それらを合算してみましょう。

時間(月)	Observed				Expected		O-E		
t	治療Aの死亡者数 m_{At}	治療Bの死亡者数 m_{Bt}	治療Aの生存者数 n_{At}	治療Bの生存者数 n_{Bt}	治療Aの死亡者数 E_{At}	治療Bの死亡者数 E_{Bt}	$O_{At}-E_{At}$	$O_{Bt}-E_{Bt}$	Varience
3	1	0	6	6	0.50	0.50	0.50	−0.50	0.2500
6	1	0	4	5	0.44	0.56	0.56	−0.56	0.2469
8	1	0	3	4	0.43	0.57	0.57	−0.57	0.2449
10	0	1	2	3	0.40	0.60	−0.40	0.40	0.2400
14	0	1	0	1	0.00	1.00	0.00	0.00	0.0000
合計	3	2			1.77	3.23	1.23	−1.23	0.9818

Σ（Observed － Expected）＝ 0.5 ＋ 0.56 ＋ 0.57 － 0.4 ＋ 0 ＝ 1.23

となります。

　有意差があるかどうかは下の公式で求められます。

$$\text{Log-rank statistic} = \frac{\{\Sigma(\text{Observed}-\text{Expected})\}^2}{\text{Variance}}$$

 Variance って分散ですよね？

 その通り。

$$\text{Variance} = \sum_t \frac{(n_{At}n_{Bt}(m_{At}+m_{Bt})(n_{At}+n_{Bt}-m_{At}-m_{Bt})}{(n_{At}+n_{Bt})^2(n_{At}+n_{Bt}-1)}$$

と求めることができるよ。Σ（Observed－Expected）を分散で割ることによって、全体の散らばりを補正しているんだ。

　この公式を用いて計算すると、

$$\chi^2 = \frac{(1.23)^2}{0.9818} = 1.54$$

となり、$\chi_{(2)}$とP値には対応関係があるから

$$P = 0.21$$

となるよ。

■カイ二乗検定
カイ二乗分布の、χ^2とP値の対応関係を用います。

■帰無仮説
p.93 を参照下さい。

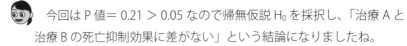 今回は P 値＝ 0.21 ＞ 0.05 なので帰無仮説 H₀ を採択し、「治療 A と治療 B の死亡抑制効果に差がない」という結論になりましたね。

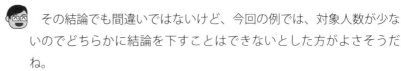 その結論でも間違いではないけど、今回の例では、対象人数が少ないのでどちらかに結論を下すことはできないとした方がよさそうだね。

2.7　Cox 比例ハザードモデル

次に、**Cox 比例ハザードモデル**についてみていこう。

log-rank 検定では、2 つ以上のカプラン - マイヤー生存曲線が統計学的に同じか否かを判別できましたが、Cox 比例ハザードモデルと log-rank 検定の違いはなんですか？

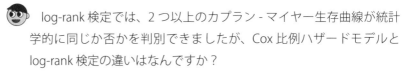 さっき log-rank 検定で治療 A と治療 B の生存曲線を比べたように、log-rank 検定では、治療 A or B や、Stage Ⅰ、Ⅱ、Ⅲ、Ⅳなど、1 つの変数についてしか比較検討することができないんだ。一方で、Cox 比例ハザードモデルは 2 つ以上の変数による多変量解析を行うことができるよ。また、Cox 比例ハザードモデルでは、P 値だけでなく、死亡リスクが何倍になるかなどのリスクを定量化することができるよ。

多変量解析をすることができるってどういう意味ですか？

結果の発生に関わりそうなものを、それが本当に結果の発生に関わっているのか、どのくらい関わっているのかについて、複数の因子を同時に解析できるということだよ。

例えば、癌の生命予後には、治療法、ステージ、病理組織分化度、遺伝子変異など、様々な因子が関わる可能性があって、それらの因子がどれくらい生命予後に関わっているかを同時に調べられるということですね。

その通りだよ。

 実際にやってみたいです。

 Cox 比例ハザードモデルで解析するときには、**ハザード関数 (hazard function)**：h(t) を使うんだ。だから、まずハザード関数を理解するところから始めよう。

 よろしくお願いします。

 ハザード関数とは、ある人が時点 t まで結果を発生していないとき、その次の短い期間 t ＜ x ＜ t ＋ Δt に結果を発生する率のことで、

$$h(t) = \lim_{\Delta t \to \infty} \frac{\text{時点 t までは結果を発生していない人が、次の短い期間 } \Delta t \text{ に結果を発生する確率}}{\Delta t}$$

で表すことができるよ。

 結果＝死亡 と考えると、時点 t まではある人が生きていて、その次のごく短い期間 Δt に、その人が死亡する率ということですか。

 そういうことだよ。t における瞬間死亡率ともいえるね。

 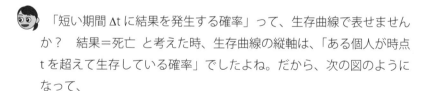

ハザード関数＝ t における瞬間の結果発生率

 「短い期間 Δt に結果を発生する確率」って、生存曲線で表せませんか？ 結果＝死亡 と考えた時、生存曲線の縦軸は、「ある個人が時点 t を超えて生存している確率」でしたよね。だから、次の図のようになって、

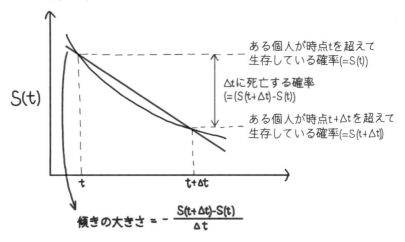

生存曲線

S(t)

ある個人が時点tを超えて
生存している確率(=S(t))

Δtに死亡する確率
(=(S(t+Δt)-S(t))

ある個人が時点t+Δtを超えて
生存している確率(=S(t+Δt))

t   t+Δt

$$傾きの大きさ = -\frac{S(t+\Delta t)-S(t)}{\Delta t}$$

h(t)の式の、

$$\frac{ある個人が次の短い期間\ \Delta t\ に結果を発生する確率}{\Delta t}$$

の部分は、

$$-\frac{S(t+\Delta t)-S(t)}{\Delta t}$$

と表せて、生存関数 S(t) の微小時間 Δt における傾きの大きさだと考えられそうですね。

 その通りだよ。ハザード関数は、生存関数と密接に関わっているんだ。

では、h(t)の式の、「時点 t までは結果を発生していない人が」という条件はある数式で表現できるんだけど、わかるかな？

 「ある個人が時点 t まで結果を発生していない確率」は、「ある個人が時点 t を超えて結果を発生していない確率」と同値ですよね。これって S(t) のことですね。

 よく分かったね。だから、さっき和田さんが出してくれた式を S(t) で割ると、「時点 t までは結果を発生していない人が」という条件をつけることができるよ。だから、

$$h(t) = \lim_{\Delta t \to \infty} -\frac{S(t + \Delta t) - S(t)}{\Delta t} \times \frac{1}{S(t)}$$

$$= -\frac{S'(t)}{S(t)}$$

と表すことができるよ。

 　ハザード関数 h(t) は、カプラン - マイヤー生存曲線の微小時間 Δt の傾きの大きさに関わっているとイメージすると、分かりやすいですね。

　そうだね。ここでいくつかのハザード曲線を見てみよう。例えば、ある癌で年数が経つにつれて死亡が増えるとすれば、生存曲線のイメージは左下図のようになって、ハザード曲線は右下図のように右肩上がりになるよ。

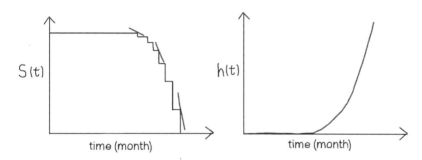

　ある手術で術後合併症をのりきれば問題ないような外科疾患では h(t) は右下がりになるよ。

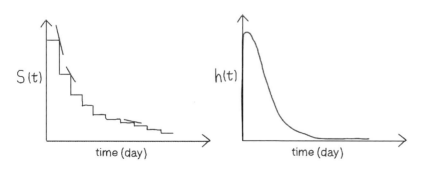

結核発症率では徐々に上昇し、20歳代を乗り切ると再び下がるよ。

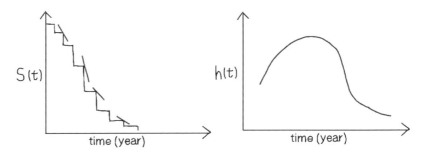

 20歳代の健康な人では、ほぼフラットになりそうだね。

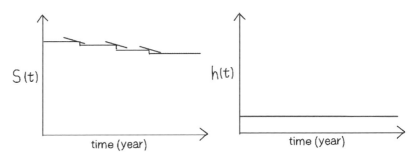

 人生全体で見てみたら、どうなると思う？

 最初の新生児〜乳児期に死亡が多くて、青年期は安定して、60歳を過ぎると死亡する人が増えはじめるので、下図のようになりそうですね。

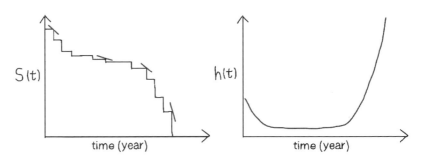

 例えば上図右は Δt のイベント発生確率だけど、これを累積カーブ（累積ハザード曲線）として示すとどうなるかな？

こんな感じですか？

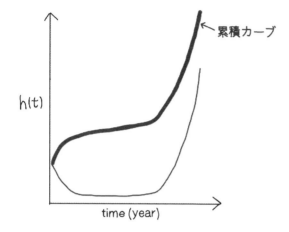

そうだね。累積だから右肩上がりで減ることはない。イベント発生が全くなくてもその間は横ばいだね。臨床研究論文ではだいたいこの累積ハザード曲線が使われるんだ。あと（p. 82）でもう少し詳しく説明するね。

生存曲線が 1 から 0 の間で単調減少だったのとは違って、ハザード曲線は 1 を超えることもあるし、様々な形をとれるんですね。

そうだね。h(t) を使うと、その時点でのリスクを定量化し比較することができるよ。例えば、20 歳の人がこれから始まる 1 ヶ月の間に死ぬリスクが 0.0001、100 歳の方が 1 か月の間に死ぬリスクが 0.001 だったとしたら、100 歳の人は 20 歳の人よりも 10 倍死亡リスクが高いということが言えるね。

リスクの定量化をして比較できるところがハザード関数の強みなんですね。

ハザード関数について分かったところで、次はハザード曲線を、Cox 比例ハザードモデルを用いて比較してみよう。和田さんが言ってくれたように、ハザード曲線は様々な形がとれるから、複数のハザード曲線をグラフにプロットすると、次のような様々なパターンが考え

られるよね。

コックス比例ハザードモデルを Cox proportional hazard model といいます。

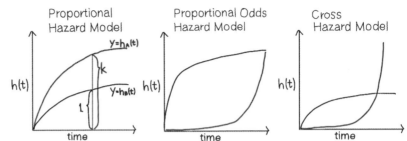

この中で、Cox 比例ハザードモデルで解析できるのは、左図のように、一方のハザード関数 $h_A(t)$ が、もう一方のハザード関数 $h_B(t)$ の k 倍であると表せるようなときで、中央と右の図のような場合は Cox 比例ハザードモデルでは解析できないよ。だから、これから左図を見ながら考えていこう。じゃあ、$h_A(t)$ と $h_B(t)$ が、治療 A と治療 B のハザード曲線だとして、これらを比較するにはどうしたらいいと思う？

 Log-rank 検定で生存曲線を比較したときのように、まず仮説を立てればいいですね。

$$\begin{cases} H_0：2 つのハザード曲線は等しい \\ H_1：2 つのハザード曲線は異なる \end{cases}$$

でも、どうやって差がある、差がないというのを解析したらいいですか。

 2 つのハザード曲線が同じか、k 倍ずれているか、と考えて、

$$\begin{cases} H_0：すべての t において h_A(t) = h_B(t) \\ H_1：すべての t において h_A(t) = kh_B(t) \quad\quad (k \neq 1) \end{cases}$$

といいかえるよ。この k を**ハザード比**と呼ぶよ。

 治療 A では治療 B より結果発生リスクが k 倍高いことを統計学的に証明すると言いかえられそうですね。

実際に計算して、ハザード比を求めてみたいです。何かいい例はあ

りませんか？

 ハザード比を求めてみますか？

 求めてみたい。
⟹ **このまま読む**

先に累積ハザード曲線について学びたい。
⟹ **p. 82 の** ✈ **へ進む**

2.8　ハザード比の求め方

　80 人を対象に A か B の治療群にランダムに振り分け、5 年間追跡し、死亡発生リスクを比較してみよう（結果＝死亡）。A の薬を飲んだ群では、研究開始時 40 人が生きていたけど、1 年ごとに 2 人亡くなり、5 年間で 10 人が亡くなったとする。B の薬を飲んだ群では、研究開始時 40 人が生きていたけど、1 年ごとに 1 人亡くなり、5 年間で 5 人が亡くなったとするよ。

　生存関数 $S(t)$ なら求めることができそうです。

$$S(t) = \frac{\text{時点 t を超えて結果を発生していない人数}}{\text{全体の人数}}$$

で求められましたね。だから、治療 A では 40 人中 30 人が生きているので、$S_A(5) = 30/40$ となりますね。同様に $S_B(5) = 35/40$ ですね。でも、$h(t)$ はどうやって求めればいいですか。

　さっき、$h(t)$ と $S(t)$ の関係を導いたね。

$$h(t) = -\frac{S'(t)}{S(t)}$$

と表せました。だから、$S(t)$ が分かれば、$h(t)$ が分かるよね。そこで、$S(t)$ を連続関数で表せないかと考え、

$$S(t) = e^{-\lambda t}$$

と近似するんだ。

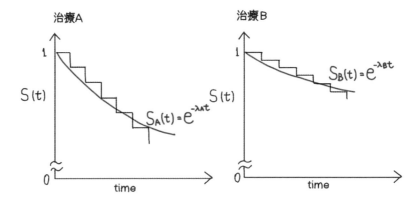

S(t) が分かったら、

$$h(t) = -\frac{S'(t)}{S(t)} = -\frac{(-\lambda)(e^{-\lambda t})}{e^{-\lambda t}} = \lambda$$

と h(t) を求めることができるよ。

　　今回の場合は、

$$S_A(t) = \frac{30}{40} = e^{-\lambda_A \times 5} \qquad \ln\frac{30}{40} = -\lambda_A \times 5 \qquad \therefore \lambda_A = 0.058$$

となり、同様に

$$S_B(t) = \frac{35}{40} = e^{-\lambda_B \times 5} \qquad \ln\frac{35}{40} = -\lambda_B \times 5 \qquad \therefore \lambda_B = 0.027$$

となるよ。このとき、

$$k = \frac{h_A(t)}{h_B(t)} = \frac{\lambda_A}{\lambda_B} = \frac{0.058}{0.027} = 2.15$$

であり、ハザード比 k は 2.15 となるよ。

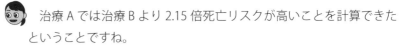　治療 A では治療 B より 2.15 倍死亡リスクが高いことを計算できたということですね。

　そうだね。

　Cox 比例ハザードモデルは死亡リスクが何倍になるかなどのリスクを定量化することができるのに加えて、2 つ以上の変数による多変量解析を行うことができるのが特徴ですよね？　多変量解析はどうやったらできるんですか？

Cox 比例ハザードモデルでは、以下の式を使うことによって、多くの因子について解析できるんだ。

$$h(t) = h_0(t)\, e^{\beta_1 x_1 + \beta_2 x_2 + \cdots + \beta_n x_n}$$

$$\ln\left(\frac{h(t)}{h_0(t)}\right) = \beta_1 x_1 + \beta_2 x_2 + \cdots + \beta_n x_n$$

$h(t) = k h_0(t)$ と表せますが、その k のところを、$e^{\beta_1 x_1 + \beta_2 x_2 + \cdots + \beta_n x_n}$ と置くことによって、様々な因子を組み込んだということですね。

そうだよ。ここで、x_1、x_2、$\cdots x_n$ は独立した変数だよ。$h_0(t)$ は変数 x がすべて 0 の時の $h(t)$ なので、ベースラインのハザードともいうよ。P 値＜ 0.05 であれば H_0 を棄却し、H_1 を受け入れ、β_i は有意に結果発生を促進（あるいは抑制）していると考えられるんだよ。

例えば、$\beta_1 x_1$ を治療 A についての因子にしたら、β_i は治療 A が結果にどれくらい影響を与えるかを表して、x_1 は、治療 A を行ったときには 1 とし、行わなかったときには 0 とするといった具合に、様々な因子について解析できるということですね。

そうだね。そのようにして、複数の因子について、その因子が結果発生にどのくらい関わっているのかを調べることができるよ。Cox 比例ハザードモデルについて、分かりましたか？

  分かりました。

ポイント

Cox 比例ハザードモデルでは、
複数の因子について、その因子が結果発生にどのくらい関わっているのか多変量解析をすることができる。

2.9 累積ハザード曲線

 　ハザード関数について理解できたところで、最後に累積ハザード曲線について勉強していこう。

　「累積」ということはその時々のハザードを足し合わせていくということですか？

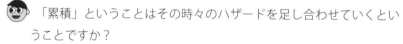　そうだよ。ハザード関数は、t における瞬間のイベント発生率だったから、ハザード関数は

$$h(t) = \frac{時点\ t\ の結果（event）発生数}{時点\ t\ において結果を発生しうる人数}$$

とも表せるよ。

　累積ハザード曲線なので、Nelson-Aalen 累積ハザード関数 NA(t) は、

$$NA(t) = \sum_{t_i < t} \frac{時点\ t_i\ の結果（event）発生数}{時点\ t_i\ において結果を発生しうる人数} = \sum_{t_i < t} h(t_i)$$

となります。

　これをグラフに表したものが **Nelson-Aalen 累積ハザード曲線**だよ。ハザード曲線では、ある一瞬での結果が発生するリスクが分かったけど、Nelson-Aalen 累積ハザード曲線では、ある時間からある時間までに結果が発生するリスクの合計が分かるから、論文でもよく使われるよ。

　なるほど。

Nelson-Aalen 累積ハザード曲線では、
ある時間からある時間までに結果が発生するリスクの合計が分かる。
ポイント

　Nelson-Aalen 累積ハザード曲線も実際に書いてみることはできますか？

Nelson-Aalen 累積ハザード曲線を描いてみますか？

 描いてみたい。
⟹ **このまま読む**

 「アマテラス論文を読む」へ進みたい。
⟹ **p.85 の** ✈ **へ進む**

2.10 Nelson-Aalen 累積ハザード曲線の描き方

 カプラン - マイヤー生存曲線を描いた例を用いて、Nelson-Aalen
累積ハザード曲線を描いてみよう。

　ここに癌が再発し、既に亡くなった 12 人のカルテがあるよ。再発
が分かってから亡くなるまでの月数は次の通りです。ただし、3 か月、
10 か月の時点で各 1 人ずつが研究終了になり、センサーになったよ。

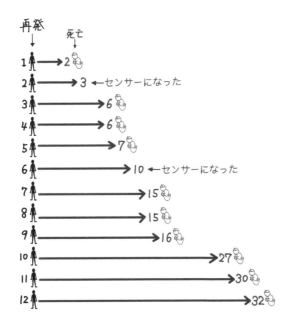

　これをもとに Nelson-Aalen 累積ハザード曲線を描いていこう。最

初の時点では 12 人全員が生存しているので NA(0) = 0 だよね。2 か月の時点で結果を発生している、つまり、亡くなっているのは 1 人で、2 か月において死ぬ可能性があるのは 0 か月を超えて生きている 12 人だから、h(2) = 1/12 となり、
NA(2) = 0 + 1/12 = 0.083 となるよ。じゃあ、3 か月のときはどうなるかな？

 3 か月の時点では亡くなっている人はいなくて、3 か月において死ぬ可能性があるのは 2 か月を超えて生きている 11 人だから、h(3) = 0/11 となり、NA(3) = 0 + 1/12 + 0/11 = 0.083 となります。

 正解です。同じように 32 か月の時点まで計算するとどうなるかな？

 計算すると下の表のようになりました。

月	死亡者数	生存者数	NA(t)		
0	0	12	NA(0)=		0.000
2	1	11	NA(2)=	$NA(0)+\frac{1}{12}=$ $0+\frac{1}{12}=$	0.083
3	0	10	NA(3)=	$NA(2)+\frac{1}{11}=$ $0+\frac{1}{12}+\frac{0}{11}=$	0.083
6	2	8	NA(6)=	$NA(3)+\frac{2}{10}=$ $0+\frac{1}{12}+\frac{0}{11}+\frac{2}{10}=$	0.283
7	1	7	NA(7)=	$NA(6)+\frac{1}{8}=$ $0+\frac{1}{12}+\frac{0}{11}+\frac{2}{10}+\frac{1}{8}=$	0.408
10	0	6	NA(10)=	$NA(7)+\frac{1}{7}=$ $0+\frac{1}{12}+\frac{0}{11}+\frac{2}{10}+\frac{1}{8}+\frac{0}{7}=$	0.408
15	2	4	NA(15)=	$NA(10)+\frac{2}{6}=$ $0+\frac{1}{12}+\frac{0}{11}+\frac{2}{10}+\frac{1}{8}+\frac{0}{7}+\frac{2}{6}=$	0.742
16	1	3	NA(16)=	$NA(15)+\frac{1}{4}=$ $0+\frac{1}{12}+\frac{0}{11}+\frac{2}{10}+\frac{1}{8}+\frac{0}{7}+\frac{2}{6}+\frac{1}{4}=$	0.992
27	1	2	NA(27)=	$NA(16)+\frac{1}{3}=$ $0+\frac{1}{12}+\frac{0}{11}+\frac{2}{10}+\frac{1}{8}+\frac{0}{7}+\frac{2}{6}+\frac{1}{4}+\frac{1}{3}=$	1.325
30	1	1	NA(30)=	$NA(27)+\frac{1}{2}=$ $0+\frac{1}{12}+\frac{0}{11}+\frac{2}{10}+\frac{1}{8}+\frac{0}{7}+\frac{2}{6}+\frac{1}{4}+\frac{1}{3}+\frac{1}{2}=$	1.825
32	1	0	NA(32)=	$NA(30)+\frac{0}{1}=$ $0+\frac{1}{12}+\frac{0}{11}+\frac{2}{10}+\frac{1}{8}+\frac{0}{7}+\frac{2}{6}+\frac{1}{4}+\frac{1}{3}+\frac{1}{2}+\frac{0}{1}=$	2.825

 素晴らしい。NA(t) が出せるようになったら、あとはグラフにプロットしていくだけだよ。やってごらん。

 できました。

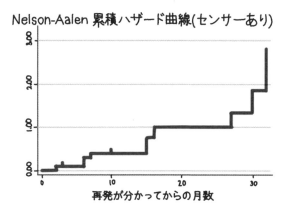

Nelson-Aalen 累積ハザード曲線(センサーあり)

再発が分かってからの月数

 これで Nelson-Aalen 累積ハザード曲線も描けるようになったね。

2.11 アマテラス論文を読む

 それではアマテラス論文を読んでいこう。ここでは Figure 2、Figure 3 についてみていくよ。まず、Figure 2 について。この図の生存曲線の種類は何だろうか。

Figure 2, 3 という表番号は、アマテラス論文中の番号です。

Figure 2

A

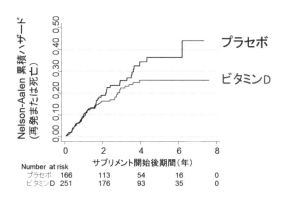

プラセボ

ビタミンD

Hazard Ratio, 0.76
95%CI, 0.50 – 1.14
P = 0.18

B

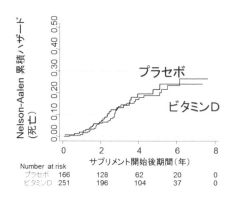

Hazard Ratio, 0.95
95%CI, 0.57 – 1.57
P = 0.83

C

競合リスク回帰

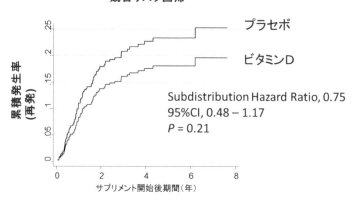

Subdistribution Hazard Ratio, 0.75
95%CI, 0.48 – 1.17
P = 0.21

縦軸に累積ハザードがとってあるから、Nelson-Aalen 累積ハザード曲線です。

横軸は何かな？

ランダム化してからの年数です。

生存曲線が 2 つずつ描かれているけど、何と何を比べているのかな？

ビタミン D のサプリと飲んだ群と、プラセボのサプリを飲んだ群

です。

 正解です。では、Figure 2 の A、B、C では、縦軸はそれぞれ何になっていますか？

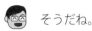 A は再発または死亡、B は死亡、C は…競合リスク分析による再発ですか？

 そうだね。

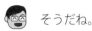 競合リスク分析による再発って何ですか？

■競合リスク
p. 182 も参照下さい。

 本題ではないからここではさらっと解説するね。競合リスクというのは、ある結果が発生すると別の結果が観測できなくなってしまう危険性のことをいうよ。今回の場合、再発による死亡のリスクを評価しようしているけど、再発以外の原因による死亡が発生すると、再発による死亡が観測できなくなってしまうよね。そこで競合イベントの影響を考慮して再発を評価したものが「**競合リスク分析による再発**」だよ。例えば必ず癌を発生する実験動物モデルがあって、ここにある薬剤候補 X を使ったところ、癌の発生が減ったとしよう。佐藤くんと和田さんは、X が癌の発生予防効果があると結論しますか？

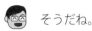 よいのではないでしょうか。

 いや、ちょっと待って。もしも薬剤候補 X の毒性が強く、その動物が癌を発症する前に死亡してしまっていたらどうでしょうか？ 癌の発生率が低くなってもおかしくはないと思います。

 そうだね。よく気付いたね。だから生存解析で再発の評価をするときは、競合リスク分析をするんだ。

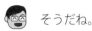 なるほど、そんな方法もあるんですね。

 ここまででそれぞれのグラフで何を見ているかは分かったね。ではひとつひとつを評価してみよう。まず和田さん、お手本をお願いします。

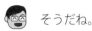 はい。まず A の図ですが、ビタミン D 群よりもプラセボ群のほうが、再発・死亡の累積ハザードが少し大きいように思います。でも

P 値＝ 0.18 ＞ 0.05 なので統計学的な有意差はありません。観察開始から 2 年以降で両群に差が出てきているように見えるので、もしかしたら観察する患者数を増やしたり、追跡期間を伸ばしたりすれば、有意差を検出できるようになるかもしれません。ハザード比は 0.76 なのでビタミン D 群のほうがプラセボ群に比べて再発死亡の危険性が 3/4 ということでしょうか。

 素晴らしいね。ハザード比に関しては、95％信頼区間が 0.05 ～ 1.14 だから、これも有意な結果とは言えなさそうだね。

 どういうことですか？

 95％信頼区間に 1 が含まれるかということ重要になってくるんだ。1 が含まれないと、有意な結果とみなすことができるよ。今回は 1 を含むから、有意な結果とは言えないよ。詳しくは 95％信頼区間の章で説明するね（p.111）。

 じゃあ佐藤くん、次は B のグラフを解釈してみてください。

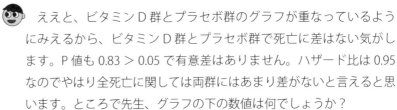 ええと、ビタミン D 群とプラセボ群のグラフが重なっているようにみえるから、ビタミン D 群とプラセボ群で死亡に差はない気がします。P 値も 0.83 ＞ 0.05 で有意差はありません。ハザード比は 0.95 なのでやはり全死亡に関しては両群にはあまり差がないと言えると思います。ところで先生、グラフの下の数値は何でしょうか？

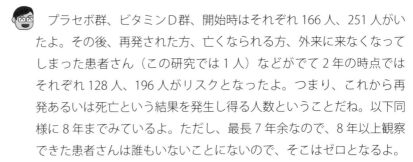 プラセボ群、ビタミン D 群、開始時はそれぞれ 166 人、251 人がいたよ。その後、再発された方、亡くなられる方、外来に来なくなってしまった患者さん（この研究では 1 人）などがでて 2 年の時点ではそれぞれ 128 人、196 人がリスクとなったよ。つまり、これから再発あるいは死亡という結果を発生し得る人数ということだね。以下同様に 8 年までみているよ。ただし、最長 7 年余なので、8 年以上観察できた患者さんは誰もいないことにないので、そこはゼロとなるよ。

先生、先ほどの p.55 や p.66 のグラフでは、センサーをグラフ上に点で示していました。何故、Figure 2 では図下の表で示すのです

か？

 対象人数が数千人単位でセンサーを生存曲線上に示すと分かりにくくなってしまうからだよ。また、カプラン - マイヤー生存曲線ではセンサーを点で示しているけど、ハザード曲線では、慣習としてこれを行わないよ。というわけで最近のトレンドは、図下にリスク・テーブルとして示すんだ。

 同様に C のグラフもお願いします。

 C では、プラセボ群とビタミン D 群は競合リスク分析による再発に差がないように思います。また P 値＝ 0.21 ＞ 0.05 で統計学的にも差がありません。ハザード比は 0.75 です。

 グラフだけみるとビタミン D は有意に再発を抑制しているように見えるけど、ひょっとすると、対象人数を 417 人ではなく、1000 人くらいにしていれば、統計学的に有意な差を検知できたかもしれないね。

 全体の結果としてはビタミン D 群とプラセボ群に統計的な有意差はないという結論だったね。では今度は Figure 3 についてみてみよう。ここでは、血清のビタミン D の濃度によってサブグループ解析を行っているね。

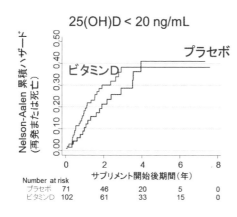

25(OH)D < 20 ng/mL

Hazard Ratio, 1.15
95%CI, 0.65 – 2.05
P = 0.63

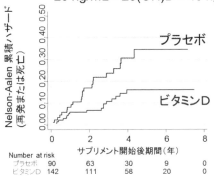

20 ng/mL ≤ 25(OH)D ≤ 40 ng/mL

Hazard Ratio, 0.46
95%CI, 0.24 − 0.86
P = 0.02

 　血清のビタミン D の濃度が 20ng/mL 未満の場合は、再発死亡はビタミン D 群とプラセボ群で違いがないように見えますね。でも、血清のビタミン D の濃度が 20-40ng/mL の場合、再発死亡はビタミン D 群のほうが少ないように見えます。

　再発死亡についての 2 つ目のグラフでは P 値＝ 0.02 ＜ 0.05 で、統計的学的にビタミン D 群のほうが有意に再発死亡を抑制できると言えます。

　ハザード比は 0.46 なので、ビタミン D ではプラセボの 2 倍以上の効果があるということですね。95％信頼区間も 0.24 ～ 0.86 で 1 を含んでいません！

　素晴らしい。まとめると、サプリ投与前の 25OHD レベルが 20ng/mL 未満と低い場合、ビタミン D は効いておらず、一方 25OHD レベルが 20ng/mL と 40ng/mL の間にあるときはよく効いているということだね。もっと簡単にいうと、「ビタミン D はサプリ投与前の血清 25OHD レベルが 20 以上のときのみ有効だ」ということだね。25OHD レベルとビタミン D サプリ投与の間に**交互作用**（あるいは**相互作用**、**effect modification**）があるという表現もできるね。

■交互作用
p.156 を参照下さい。

この章のまとめ

- <u>生存解析</u>とは、結果が発生するまでの時間を使って、両群を比較する解析法である。カプラン - マイヤー生存曲線が多く用いられる。

- <u>センサー</u>とは、結果を発生していないにもかかわらず何らかの理由で追跡調査が終了することである。

- <u>生存関数</u> S(t)とは、

  S(t) ＝ある個人が時点 t を超えて結果を発生していない確率

  ＝（ある個人が結果を発生する時点 ＞ 時点 t）となる確率

- <u>Log-rank 検定</u>を使って、2 つ以上のカプラン - マイヤー生存曲線が統計学的に同じか否かを判別できる。

- <u>ハザード関数</u>は、 t における瞬間の結果発生率を表している。

- <u>Cox 比例ハザードモデル</u>では、2 つ以上のハザード曲線が統計学的に同じか否かを判別することができ、複数の因子について、その因子が結果発生にどのくらい関わっているのか多変量解析をすることができる。

第3章
P値と95%信頼区間

3.1　はじめに

さっきの章で生存解析について解釈できるようになりました。また、log-rank検定などでP値から統計学的に有意差があるかを調べる方法もマスターしました。

いままでは「P値 < 0.05 ⇒ 統計学的有意差あり」と呪文のように暗記していましたが、やっぱりなぜそうなのかを知りたいです！教えて下さい！

素晴らしい成長だね。P値を理解するにあたって、統計学ではどのような理論を使って仮説を証明（検定）するのかを見ていこう。
統計学では仮説の証明（検定）に数学の**背理法**と似た考え方を使うんだ。

「背理法」ですか。久しぶりに聞きました。

例えば、「$\sqrt{2}$ が無理数である」ことを証明したいとしたらどうしたらいいかな？

大学受験のときに勉強した気がしますが…どうやるんでしたっけ？

簡単ですよ！

> 「$\sqrt{2}$が無理数でない $\Leftrightarrow$ $\sqrt{2}$は有理数である」と仮定する。
>
> $\sqrt{2} = \dfrac{p}{q}$（pとqは互いに素な整数）と書ける。
>
> この時$2q^2 = p^2$となるが、左辺は2の倍数なので、p^2は2の倍数。
>
> よって、pは2の倍数。すると、p^2は4の倍数になるので、
>
> q^2は2の倍数であり、qは2の倍数である。
>
> これはpとqが互いに素な整数であることに矛盾。
>
> よって、背理法により$\sqrt{2}$は無理数である。

となります。

 さすがだね。

　背理法では、証明する命題を否定し、その仮定のもとで生じる矛盾を見つけることによって命題が正しいことを証明するよね。

　統計学でもこれと同じようなことをします。つまり、今証明したい仮説を否定する仮説を立て、今起こった出来事はその仮説のもとではありえないことであると言うことで、証明したい仮説が正しいという結論を導くんだ。

　このとき、否定したい仮説を、「無に帰したい仮説」という意味で「帰無仮説」といい、それに対立する証明したい仮説を「対立仮説」というよ。仮説が滅多に起こりそうもないと判断することを「仮説を棄却する」というんだ。

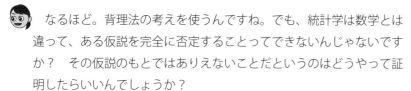 なるほど。背理法の考えを使うんですね。でも、統計学は数学とは違って、ある仮説を完全に否定することってできないんじゃないですか？　その仮説のもとではありえないことだというのはどうやって証明したらいいんでしょうか？

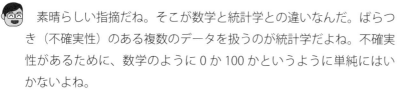 素晴らしい指摘だね。そこが数学と統計学との違いなんだ。ばらつき（不確実性）のある複数のデータを扱うのが統計学だよね。不確実性があるために、数学のように0か100かというように単純にはいかないよね。

いわゆる外れ値が偶然出てしまうこともありますもんね。

 そのとおりだね。だから、0か100かの代わりに、否定したい仮説のもとで、今起こった出来事またはそれよりも極端な出来事が起こる確率を計算し、その確率が一定の基準を下回ることをもって、今起こった出来事はその仮説のもとでは、偶然でもめったにないことであると判断するんだ。

<table>
<tr><th>背理法による証明</th><th>統計学的手法による検定</th></tr>
</table>

背理法による証明	統計学的手法による検定
$\sqrt{2}$が無理数であることを証明したい	対立仮説を証明したい
$\sqrt{2}$が有理数であると仮定して話を進める	帰無仮説が正しいとして話を進める
$\sqrt{2}=\dfrac{p}{q}$ pとqは互いに素とすると pは2の倍数、qも2の倍数	今回起きた出来事またはそれ以上に極端な出来事が起きる確率は0に限りなく近い
pとqが互いに素な整数であることに矛盾	起こる確率の非常に低いことがおきた $\Rightarrow$ 矛盾
矛盾の原因は$\sqrt{2}$が有理数であると仮定したことにある	矛盾の原因は帰無仮説が正しいとしたことにある
$\sqrt{2}$は有理数であるという仮定は間違い	帰無仮説を棄却する
$\sqrt{2}$は無理数である	対立仮説を採択する

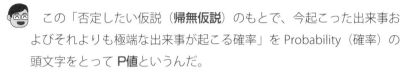 この「否定したい仮説（**帰無仮説**）のもとで、今起こった出来事およびそれよりも極端な出来事が起こる確率」をProbability（確率）の頭文字をとって**P値**というんだ。

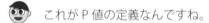 これがP値の定義なんですね。

偶然の可能性があるために0と言い切ることはできないから確率（P値）を求めて、それが0に限りなく近いということを言うわけですね。もしかして、P値がどの程度であれば0に限りなく近いとみな

すかという基準が P 値＜ 0.05 なんですか？

 その通り！　その**「偶然では起きえないほど低い」とみなす基準となる確率のことを有意水準**というよ。P 値が有意水準を下回った時、偶然では起こらない、非常に稀な出来事が起きた。何らかの意味のあることである（有意である）と判断するんだ。

■有意水準
「意味が有る」なので「有意」です。（「優位」ではありません。）
有意水準は 0.05 が最も一般的ですが、0.01 などが使われることもあります。

 「P 値＜ 0.05 ⇒統計学的有意差あり」と言っているということは有意水準は 0.05 ということですね。

 そうだね。有意水準は 100 回に 5 回未満しか起こらないようなまれな事象が起こった場合、それを偶然で起こったものではないとしようというコンセンサスのもと、多くの場面で 0.05 が使われているんだ。

 そうなんですね。

ポイント

P 値とは、
帰無仮説が正しいと仮定したとき、観察された事象およびそれより極端な事象が発生する確率のこと。
P 値が有意水準を下回ると、統計的に有意であるといえる。

3.2　P 値──コインの話

 先生、P 値の定義は分かったのですが、「観察された事象およびそれより極端な事象が起こる確率」というところがまだ十分理解しきれていません。なんで「観察された事象が起こる確率」ではないんですか？

? ここまでの説明で P 値の定義について理解できましたか？

 P 値の定義がまだいまいち分からない。
⟹ このまま読む

 P 値の定義は理解した。
⟹ p. 100 の へ進む

⟹ p. 100 の へ進む

非常にいい質問だね。その答えを考えるために、ゲームをしてみよう。ルールはこんな感じ。

コインを10回投げる。
表の回数×裏の回数×100円
をもらえる。
※参加料：¥2,000

表の回数	裏の回数	賞金
0	10	¥0
1	9	¥900
2	8	¥1600
3	7	¥2100
4	6	¥2400
5	5	¥2500
6	4	¥2400
7	3	¥2100
8	2	¥1600
9	1	¥900
10	0	¥0

　　コインを10回投げて、出た表の回数×裏の回数×100円をあげよう。ただし、このゲームに参加するのに2000円払ってもらうからね。表と裏を5回ずつ出せば、2500－2000＝500円のもうけだよ。

 やってみます！

 　表が2回、裏が8回出ました。ということは、賞金1600円－参加料2000円＝マイナス400円になってしまいました。

 　私は表が1回、裏が9回出ました。ということは賞金900円－参加料2000円＝マイナス1100円です。

 　先生、もしかしてこのコイン、賞金があまりもらえないように何か仕掛けをしてありませんか。

 　そんな、濡れ衣だよ。でも良い視点だね。じゃあこのコインがイカサマコインかどうか、P値を使って考えてみよう。もし統計的にイカサマコインであることが示せたら参加料を返してあげよう。有意水準は0.05とするよ。

 　僕からやらせてください！

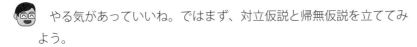 やる気があっていいね。ではまず、対立仮説と帰無仮説を立ててみよう。

いま証明したいのはこのコインがイカサマコインであること、つまり裏と表の出る比率が1：1でないことだから、

$$\begin{cases} H_0（帰無仮説）：表が出る確率＝\dfrac{1}{2} \\[2ex] H_1（対立仮説）：表が出る確率≠\dfrac{1}{2} \end{cases}$$

だと思います。

良いですね。それでは確率を計算してみてください。

いま、表が2回、裏が8回出たから、P値＝$\left(\dfrac{1}{2}\right)^{10}×{}_{10}C_2 = 0.044$です！ P値＜0.05となったのでこれはいかさまコインです！

まあまあ、落ち着いて。和田さん、この佐藤くんの意見どう思うかな？

えーと、いま佐藤くんが計算したのは表が2回、裏が8回出た場合の確率だけです。いま証明したいのは「表：裏の比率が1：1ではない」ということなので、今回の結果だけでなく、対立仮説を支持するさらに極端な場合の確率も全て足す必要があるのではないでしょうか。

なるほど！ 確かにそうですね。

和田さん、さすがだね。これが、P値が「観察された事象およびそれよりも極端な事象が起こる確率」となる理由です。

なるほど。だから対立仮説を証明するために計算しなくてはならないのは、いま観察された事象がどれほど低い確率で起こるかではなく、今回観察された事象と、今回以上に極端な事象が起こる確率の合計なんですね。

分かってもらえたみたいだね。P値は確率を表すグラフの面積と考

えることができるね。

■ P値
P値は右の図のように
確率を表すグラフの
面積と考えることも
できます。

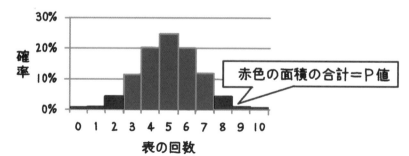

コインを10回投げて表が出る確率

赤色の面積の合計＝P値

縦軸：確率　30% 20% 10% 0%

横軸：表の回数　0 1 2 3 4 5 6 7 8 9 10

なるほど。分かりました。

では正しい P値はどうなりますか？

今回表が出た回数は 2 回だから、今回の結果以上に「表または裏のどちらかが極端に出やすい」と主張できそうな場合は表の回数が 0, 1, 2, 8, 9, 10 のときですね。だから

$$P値 = \left\{\left(\frac{1}{2}\right)^{10} \times {}_{10}C_0\right\} + \left\{\left(\frac{1}{2}\right)^{10} \times {}_{10}C_1\right\} + \left\{\left(\frac{1}{2}\right)^{10} \times {}_{10}C_2\right\}$$

$$+ \left\{\left(\frac{1}{2}\right)^{10} \times {}_{10}C_8\right\} + \left\{\left(\frac{1}{2}\right)^{10} \times {}_{10}C_9\right\} + \left\{\left(\frac{1}{2}\right)^{10} \times {}_{10}C_{10}\right\}$$

$$= 0.109 > 0.05 \text{（有意水準）}$$

です。

P値が有意水準以上だから今回はこのコインがイカサマコインだと断定することはできないです。

うーん、残念。

次は私の番です。帰無仮説と対立仮説は佐藤くんの時と同じです。

$$\begin{cases} H_0 \text{（帰無仮説）：表が出る確率} = \dfrac{1}{2} \\ H_1 \text{（対立仮説）：表が出る確率} \neq \dfrac{1}{2} \end{cases}$$

今回表が出た回数は 1 回だから、今回の結果以上に「表または裏のどちらかが極端に出やすい」と主張できそうな場合は表の回数が0,1,9,10 回のときですね。なので

$$P値 = \left\{ \left(\frac{1}{2}\right)^{10} \times {}_{10}C_0 \right\} + \left\{ \left(\frac{1}{2}\right)^{10} \times {}_{10}C_1 \right\} + \left\{ \left(\frac{1}{2}\right)^{10} \times {}_{10}C_9 \right\}$$

$$+ \left\{ \left(\frac{1}{2}\right)^{10} \times {}_{10}C_{10} \right\} = 0.021 \; < \; 0.05 \;（有意水準）$$

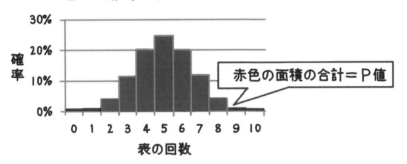

コインを10回投げて表が出る確率

赤色の面積の合計＝P値

で上のグラフのようになります。

　P値が有意水準を下回ったので、統計的にこのコインはいかさまコインだと言えます！　先生、参加料 2000 円返してください。

　仕方がないね。はい 2000 円。

　先生、今回 P値を使って統計的に有意差が出ましたが、これってこのゲームを何回もやり続ければ、イカサマコインでなかったとしても表が 10 回、裏が 0 回になるときもありますよね？

　素晴らしい指摘だね。P値の限界については、3.4 節で説明するよ。

3.3 P値──臨床試験の話

理論が分かったところで臨床試験の例を考えてみよう。ある病気の患者さん200人をランダムに標準薬（100人）あるいは新薬（100人）を内服する2群に振り分けるとしよう。標準薬群では50人が完治し、新薬群では65人が完治して、P値は0.03だったよ。これはどういう意味か説明できる？

え〜っと、P値の定義は「帰無仮説が正しいと仮定したとき、観察された事象およびそれより極端な事象が発生する確率」だから、この病気に対して標準薬と新薬の治療効果が同じと仮定したとき、標準薬で50人、新薬で65人が完治するかそれ以上に極端な事象が発生する確率が0.03ということですね。

言葉では分かっていても、少しすっきりしません。順を追って考え方を教えてもらえませんか。

まずS薬の真の奏効率が50%だったとしよう。このとき、100人に投与したら何人に効くと思う？

それは50人です。当たり前じゃないですか。

和田さんはどう思う？

うーん。確かに50人で病気が完治する可能性が高いとは思うけど、やってみないと分からないと思います。53人に効くかもしれないし、逆に47人にしか効かないかもしれないと思います。

そう、和田さんの言う通り。じゃあ、実際にはそんなことはしないけど、真の奏効率が50%の標準薬を100人に投与する試験を10000回くりかえしたとするね。奏効率を横軸にしたヒストグラムを描くとどんな感じになるかな？

たぶん50人に効くことが一番多く、51人と49人がその次で、52人と48人、…と50人から離れるにつれ頻度が下がるから、こんな

感じになると思います。

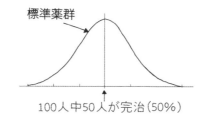

標準薬群

100人中50人が完治（50%）

　素晴らしい。じゃあ、上のヒストグラムで 100 人中 50 人<u>以上</u>に有効な確率は何%になると思う？

　それは 50%です。

　素晴らしい。では、100 人中 55 人に有効というのはヒストグラムの図でどの辺だと思う？

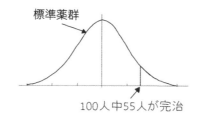

標準薬群

100人中55人が完治

　だいたいこの辺でしょうか？

　そうだね。100 人中 55 人に有効な確率は何%か分かるかな？

　先生、これは線で、面積ではないので%では言い表せなさそうです。

　100 人中 55 人<u>以上</u>に有効な確率は何%？　という質問にすれば面積だから%で表せそうですね。

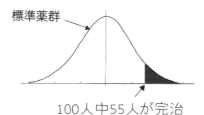

標準薬群

100人中55人が完治

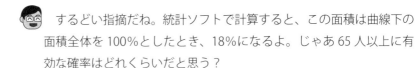 するどい指摘だね。統計ソフトで計算すると、この面積は曲線下の面積全体を100%としたとき、18%になるよ。じゃあ65人以上に有効な確率はどれくらいだと思う？

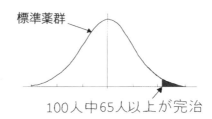 ああ、分かった！ それが3%なんですね？

標準薬群

100人中65人以上が完治

こんな感じでしょうか？

ちょっと待って。「否定したい仮説（帰無仮説）のもとで、いま起こった出来事およびそれよりも極端な出来事が起こる確率」をP値というんだから、極端に反応が悪い場合も含まれるんじゃないですかね。例えば、65人以上だけではなくて、35人以下の場合も加味して、その合計が3%なのではないですか？

標準薬群

100人中35人以下が完治　　100人中65人以上が完治

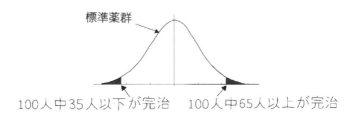 御名答です。帰無仮説が正しいのに、つまり標準薬と新薬の効果が同じなのに、標準薬が100人中50人に効いて、新薬が65人以上に効く、あるいは35人以下にしか効かないという確率は3%で、有意水準未満だから、偶然では説明がつかないと考えられるよね。よって帰無仮説を棄却して、標準薬と新薬の効果は違うと考えるんだ。

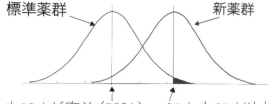

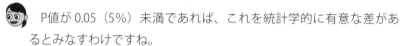

100人中50人が完治（50%）　100人中65人以上が完治

　P値が 0.05（5%）未満であれば、これを統計学的に有意な差があるとみなすわけですね。

　そのとおりだよ。

3.4　P値の限界

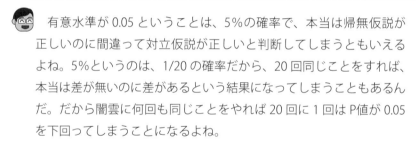　有意水準が 0.05 ということは、5%の確率で、本当は帰無仮説が正しいのに間違って対立仮説が正しいと判断してしまうともいえるよね。5%というのは、1/20 の確率だから、20 回同じことをすれば、本当は差が無いのに差があるという結果になってしまうこともあるんだ。だから闇雲に何回も同じことをやれば 20 回に 1 回は P値が 0.05 を下回ってしまうことになるよね。

　確かに。だとすると、同じ検定を複数回行った場合はもっと有意水準を厳しく設けないといけないですね。

　素晴らしいね。同じ検定を複数回行った場合は、Bonferroni 補正といって、実施した回数で 0.05 を除したものを有意水準とすべきだと言われているよ。ただ、あまり保守的に P値のカットオフを決めてしまうと、重要な所見をゴミ箱に捨ててしまうことになりかねないよ。それに、論文で検定回数を明記したものはあまりないから、その P値が 1 回の検定で出されたものなのか、複数回検定したときにたまたま出たものなのか、判別することができないんだ。

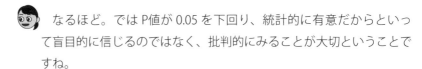　なるほど。では P 値が 0.05 を下回り、統計的に有意だからといって盲目的に信じるのではなく、批判的にみることが大切ということですね。

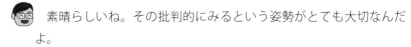　素晴らしいね。その批判的にみるという姿勢がとても大切なんだよ。

　ちゃんとした論文は、主要評価項目といって、1 つの結果に的を絞って、1 回だけ解析するんだ。それだったら P 値＜ 0.05 が有意水準のカットオフでいいよね。でも、副次的評価項目は大概複数あって、サブグループ解析も複数あるので、ここで得られた結果は仮に有意であったとしても、偶然有意差がついたかもしれないので、あまり強い結論にはならないんだ。May という単語を使って「A と B は相関があるかもしれない」といった控えめな表現がなされることもあるよ。

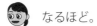　なるほど。

　さらに、研究計画の段階で解析内容を決めてあればいいけれど、事後解析で、後ろ向きに 100 回検定して、有意差がついたものだけを論文に載せたとしたら、これはフェアなやり方ではないよね。有意差がつかなかった解析結果も正直に記載しなくてはいけないんだ。

　確かに、100 回検定して有意差が付いたものだけ論文に載せたら、偶然有意差がついただけなのかもしれないのに、あたかも本当に差があるように誤解されかねないですもんね。

　では、P 値は主要評価項目の解析の時だけ計算するもので、副次的評価項目や事後解析の時には使わないと考えていいですか？

　その通りだね。これからは、P 値は一番知りたいことを調べるときに一発勝負で計算するものというように認識しておくことをお勧めするよ。

3.5　P値再考

　それでは確認として、生存解析の章で見たカプラン - マイヤー生存曲線に書かれていた P値の意味を考えていこう。

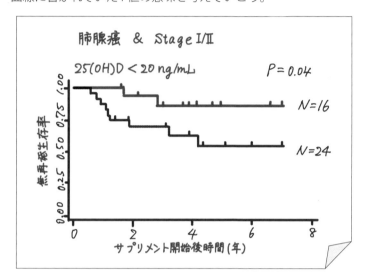

Akiba T, et al. Vitamin D supplementation and Survival of Patients with Non-small Cell Lung Cancer: A Randomized, Double-Blind, Placebo-Controlled Trial より改変 [11]

　このグラフの P値の意味を考えてみよう。まず、帰無仮説と対立仮説はそれぞれ何になるかな？

　うーんと、今言いたいのは、肺腺癌 Stage I / II の患者において、「Vitamin D を飲んだ群の方がプラセボ群に比べて長生きする」ということだから、対立仮説は、

　　H_1（対立仮説）：Vitamin D を飲んだ群とプラセボ群に差がある

で、帰無仮説はそれを否定する、無に帰したい仮説だから、

　　H_0（帰無仮説）：Vitamin D を飲んだ群とプラセボ群に差はない

だと思います。

　素晴らしい。帰無仮説と対立仮説の意味が分かってきたね。では P

値が 0.04 というのはどういう意味かな？

　P値は「帰無仮説が正しいと仮定したときに、観察された事象およびそれより極端な事象が発生する確率のこと」なので、「ビタミン D を飲んだ群とプラセボ群の生存率に差はないと仮定したとき、いま得られた上の生存曲線およびそれより極端な生存曲線が得られる確率」が 0.04（4%）ということです。

　P値は、偶然では起きえないとみなしていい有意水準 0.05 を下回っています。なので、このグラフの結果は、帰無仮説のもとでは偶然では起こらない、非常にまれなことだと言えます。よって、帰無仮説を棄却して、対立仮説を採択し、統計的に「ビタミン D を飲んだ群とプラセボ群の生存率に差がある」と言えます！

　素晴らしいね。その通りだよ。

　じゃあ、もし P値が有意水準を超えた場合は、帰無仮説が正しいということですね。

　いや、そうとは限らないんだ。P値が有意水準に達しなかった場合、もちろん帰無仮説が正しいことも考えられるけど、解析した患者数が少なくて差を検知できないことも考えられるよ。逆に対象数が多いと、小さな差も検出するパワーが増えるよ。

ポイント

P値が有意水準を下回った場合、
帰無仮説を棄却し、統計的に有意であるといえる。
P値が有意水準以上だった場合、
帰無仮説を棄却できないが、帰無仮説が正しいかどうかは分からない。

　P値について分かったかな？

　よく分かりました。

　P値の限界についても学びましたが、P値が、2 群間の違いの程度とサンプルサイズの、両方の影響を受けてしまうという問題を克服する

方法はないんですかね？

　いい質問だね。その答えを探すために、次は95%信頼区間についてみていこう。

3.6　95% 信頼区間とは

　佐藤くん、95%信頼区間ってどういうものか説明できるかな？

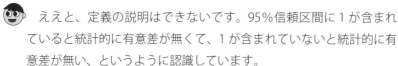　ええと、定義の説明はできないです。95%信頼区間に1が含まれていると統計的に有意差が無くて、1が含まれていないと統計的に有意差が無い、というように認識しています。

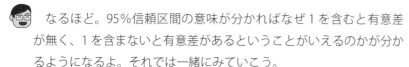　なるほど。95%信頼区間の意味が分かればなぜ1を含むと有意差が無く、1を含まないと有意差があるということがいえるのかが分かるようになるよ。それでは一緒にみていこう。

　はい。

　それではまず、統計における推定の方法についておさらいしよう。

　統計では、実際に求めることの難しい**母集団**の特徴（母平均、母比率など）を、**標本**から実際に求めた特徴をつかって推定するという手法が多く用いられるよ。例えば、ビタミンDによる癌の再発・死亡抑制効果を見ようと思ったとき、世界中の癌の患者さん、すなわち母集団の全員に試験を実施すれば真の効果を判定できるよね。でも実際にはなかなかそんなことはできない。そこで母集団の一部である標本を調べることによって、母集団に対するビタミンDの奏効率を推定するんだ。

　このとき、ハザード比0.8のように、標本から実際に求めた値を使って、母集団の特徴となるある値を推定することを**点推定**というよ。一方で、ハザード比の95%信頼区間0.65〜0.95のように母集団のある値を推定するのではなく、その値を含むと考えられる区間を推

■母集団
調査対象のグループ全体のこと。

■母平均
母集団の平均のこと。すなわち、調査対象のグループ全体の平均のこと。

■標本
母集団から抽出した一部の集団のこと。

定することを**区間推定**というんだ。

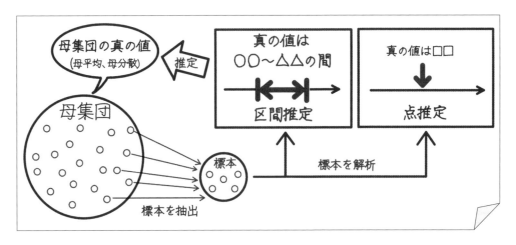

そして、区間推定によって求めた、真の値がある程度の信頼性の下に存在する区間のことを**信頼区間**というんだよ。

 信頼区間とは、
母集団の真の値が、ある程度の信頼性の下に存在すると考えられる範囲（区間）のこと。

 だから、95％信頼区間とは、真の値が95％の信頼性の下に存在しているだろうと推定される区間のことを言うんだよ。

 信頼性というのはどういう意味ですか？

 信頼性は精度や再現性とも言い換えられる考え方だよ。つまり、同じ試行を複数回行った時に、同じ結果がどのくらい得られるということを表しているんだ。

 信頼性95％であるということは、100回信頼区間を求めたら、95回はその範囲に真の値が含まれているということですか？

 その通りだね。100回同じ研究を繰り返せば95回は95％信頼区間の範囲内に収まるけれど、逆に100回に5回は信頼区間からはずれ

る可能性があると言い換えることもできるよ。

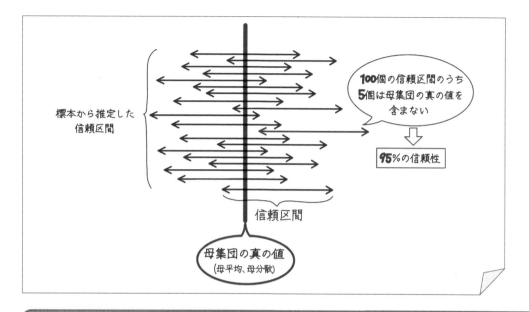

ポイント

<u>95％信頼区間とは</u>
真の値が、95％の信頼性の下に存在すると考えられる範囲（区間）のこと。
100 回信頼区間を求めたら、95 回はその区間に母集団の真の値が含まれる。

 ここまで見てくると、95％信頼区間と P値との関係が分かってくる
かな？　実は、95％信頼区間の位置は、2 群間の関係が統計学的に有
意か否かという、P値がもっている情報を含んでいるんだ。

 どういうことですか？

 例えば、降圧薬を飲んだ群とプラセボ群における、内服前後の血圧
変化量の平均値の差が 3mmHg（95％ CI：－2.0 ～ 8.0mmHg）だっ
たとすると、真の平均値の差は 95％の信頼性をもって－2.0 ～ 8.0 の
範囲に含まれているということだよね。

 降圧薬は血圧を下げることもあるけれど効果が同じということもあ
り得るし、むしろ降圧薬を飲んだ群の方が、血圧が高くなることも十

■信頼区間
confidence interval
で、95％信頼区間は
95％ CI と書かれるこ
とが多いです。

分あり得るということですね。

 その通りだね。さらに、今回95％信頼区間は0を含んでいるよね。このように、95％信頼区間が2群間に差が無いことを示す値を含んでいるときは、2群間に差が無いんだ。

 あ、これってP値の考え方と同じですね。有意水準が0.05のとき、95％信頼区間が0を含んでいる場合は有意差なしとみなすことができるということですね。

 分かってきたね。一方で血圧変化量の平均値の差が−5mmHg（95％CI：−7.0〜−3.0mmHg）だったとしたら、95％の確率で、真の値が−7.0〜−3.0mmHgに含まれるということになるよね。ここから変化量の平均の差がこれよりも極端な値になる確率は5％未満であると言えるよね。また、同じ研究を100回繰り返したら、少なくとも95回はプラセボに比べて降圧剤が血圧を下げるとも言えるよ。

 なるほど。95％信頼区間が0を含んでいないというのを有意差ありとみなすことができるということですね。

 その通りだよ。
今回は変化量の平均値の差を求めたから、95％信頼区間が0を含んでいなければ有意差ありと考えることができたよね。

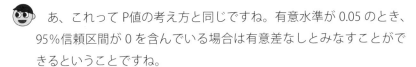 はい。

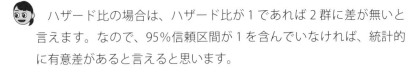 では、ハザード比について比較したいときは95％信頼区間がどうなったら有意差があると言えるかな？

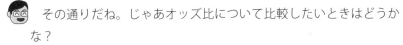 ハザード比の場合は、ハザード比が1であれば2群に差が無いと言えます。なので、95％信頼区間が1を含んでいなければ、統計的に有意差があると言えると思います。

 その通りだね。じゃあオッズ比について比較したいときはどうかな？

有意差がないとき、解析の対象数が少ない場合は、仮説が正しいか否かを判定できません（p.106）。
しかし、プラセボを使った二重盲検ランダム化臨床試験では、必要な対象者数を事前に計算しているため、有意差がなければ、2群間に差が無いと結論できます。
3.6節後半の「サンプルサイズ」も参照下さい。

オッズ比も 1 であれば 2 群に差が無いと言えます。

 その通りだね。平均値の差を求めた時の 0 やハザード比、オッズ比を考えた時の 1 など、2 群に差が無いと考えられる値のことをNull value といいます。95％信頼区間が Null value を含んでいれば、対応する P値は 0.05 以上であり 2 群間に統計的な有意差はなく、Null value を含んでいなければ P値は 0.05 未満であり 2 群間には統計的な有意差があるということが言えるんだ。

 なるほど、95％信頼区間に 1 が含まれていると統計的に有意差が無くて、1 が含まれていないと統計的に有意差が無い、と呪文のように覚えていたのはハザード比やオッズ比の Null value のことを言っていたんですね。

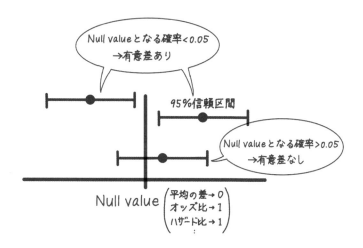

 ポイント

95％信頼区間が Null value を含む場合は、<u>有意差なしとみなせる。</u>
95％信頼区間が Null value を含まない場合は、<u>有意差ありとみなせる。</u>

 先生、95％信頼区間が Null value を含むか否かによって P値と同じように統計的な有意差を調べることができるのは分かりましたが、

95％信頼区間は P 値と同じ情報しか持っていないということですか？

 いい質問だね。95％信頼区間はさらに、その幅によって推定の不確実性を表すことができるんだ。

 どういうことですか？

 さっきの降圧薬の例で見てみよう。両群の血圧変化量の平均値の差が－5mmHg（95％ CI：－7.0 〜－3.0mmHg）だとすると、降圧薬を飲むと 95％の信頼性をもって血圧が－7.0 〜－3.0mmHg 変化するということが分かるよね。

 はい。

 では 95％信頼区間が－20 〜－3.0mmHg だったらどうだろうか。

 降圧薬を飲むと 95％の信頼性をもって血圧が－20 〜－3.0mmHg 変化するということですね。あれ？　この情報では使いにくいですね。

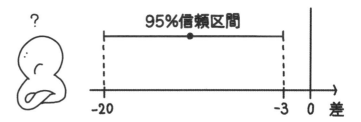

 いい指摘だね。どうしてそう思うのかな？

 だって、自分が医師で目の前の患者さんに使う場合、たいして効果がないかもしれないし、逆に血圧が下がりすぎてしまって家で倒れてしまうかもしれないからです。

 その通りだよね。

 確かに 95％信頼区間が広すぎると、真の値に対する情報が不確実になってしまいますね。

そうなんだ。95％信頼区間の幅がより狭ければ、より正確に値を推定することができるよね。ただし、P値のカットオフは0.05だったみたいに、95％信頼区間の幅について、どの程度であれば信頼区間の幅が広い、あるいは狭いといった基準はないよ。

なるほど、では95％信頼区間の幅を狭くするにはどうしたらいいんでしょうか。

いい質問だね。95％信頼区間の幅はサンプルサイズを大きくすることによって狭めることができるんだよ。そもそも95％信頼区間は、実際に求めることの難しい母集団の特徴を、標本から実際に求めた特徴を使って推定するために用いるんだったよね。

そうですね。

母集団の特徴を推定するときに、サンプルサイズが小さいと偶然によるバラつきが大きくなってしまうよね。その結果95％の信頼性をもたせるためには区間の幅が広くなってしまうんだ。

サンプルサイズが小さければ、偶然、母集団の特徴から離れたサンプルを選んできてしまうことがあるということですね。

そうだね。一方で、サンプルサイズを大きくすればするほど、偶然による母集団とのずれが少なくなるよね。それにより推定のバラつきが少なくなり、信頼区間の幅が狭くなるんだ。

確かに、サンプルサイズをどんどん大きくしていって母集団と同じになれば、理論的には信頼区間は母集団の特徴である、ある一点に収束するはずですもんね。

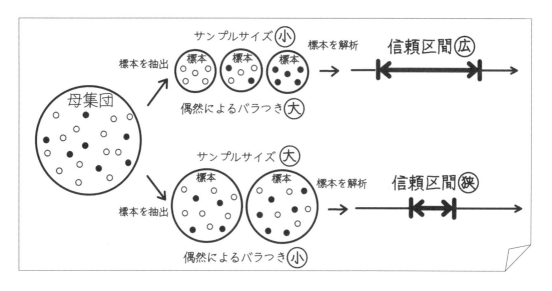

 なるほど！ P値が、2群間の違いの程度とサンプルサイズの両方の影響を受けてしまうことが問題でしたが、95％信頼区間は、2群間の違いの程度を信頼区間の位置で、サンプルサイズの影響を信頼区間の幅で示すことによってP値の問題を克服しているんですね！

> **ポイント** 2群を比較するとき、
> 95％信頼区間の位置は、2群間の違いの程度を反映する。
> 95％信頼区間の幅は、サンプルサイズを反映する。

 素晴らしいね。その通りだよ。いま佐藤くんが言ってくれた理由で95％信頼区間は、P値が有意水準を下回らなかったときにも有用なんだ。

 どういうことですか？

 P値が有意水準を下回らなかったとき、P値だけだとどういうことが言えたかな？

 有意差があるとは言えないとなります。

そうだね。ここで95％信頼区間が分かれば、本当に差が無いのか、差があるにもかかわらずサンプルサイズが小さく、その差を検出できなかったのかを推察することができるんだ。どうしてか分かるかな？

95％信頼区間の幅はサンプルサイズが大きくなるほど狭くなりましたよね。ということは、95％信頼区間の幅が狭ければ、サンプルサイズの大きさは十分で、本当に差が無いという結論を支持することになると思います。

素晴らしいね。その通りだよ。

では、反対に95％信頼区間の幅が広ければ、本当に差があるにも関わらず、サンプルサイズが十分でなく、たまたまこの結果が出てしまったという偶然の影響を排除できなかったという可能性が考えられるということですか。

その通りだよ。たださっきも言ったように、具体的に95％信頼区間の幅がどの程度だったら広いのか、それとも狭いのかの定義はないんだよ。

95％信頼区間がどういう意味か自分で説明できるようになったかな？

できるようになりました。

3.7　連続変数の95％信頼区間を求めてみる

先生、95％信頼区間を実際に求められるように計算式を知りたいです。

じゃあ実際に例を使って、95％信頼区間を求めてみようか。

はい！

じゃあ、社員1万人の会社で、自社の社員の塩分摂取量を調べるよう社長から指示されたら、どうすれば良いと思う？

　塩分摂取量なんて、自分じゃあんまり分かんないから、毎日の食事の写真を撮って、栄養士さんにチェックしてもらわなきゃいけません。少し手間がかかりますね。社員全員を調べるには時間もお金もかかりそうです。

　こういうときに95％信頼区間を使えば良いんじゃないですか。たとえば、100人をランダムに集めてきて（**ランダム・サンプリング**）、その人たちについて調べて、95％信頼区間を求めれば良いと思います。

　その通り。連続変数の95％信頼区間は以下の公式で求められるよ。

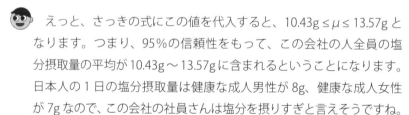

$$\bar{x} - 1.96\,\frac{\sigma}{\sqrt{n}} \leq \mu \leq \bar{x} + 1.96\,\frac{\sigma}{\sqrt{n}}$$

母集団の平均 μ（母平均）を、抽出した標本（サンプル）の大きさ n、その標本 n 人の平均 $\bar{x}$、標準偏差 σ から推定することができるよ。
　今回、ランダムに100人集めてきたから、n＝100 だよね。その標本の平均 $\bar{x}$＝12g、標準偏差 σ＝8g だったとしたら、95％信頼区間はどうなるかな？

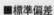
　えっと、さっきの式にこの値を代入すると、10.43g ≤ μ ≤ 13.57g となります。つまり、95％の信頼性をもって、この会社の人全員の塩分摂取量の平均が 10.43g〜13.57g に含まれるということになります。日本人の1日の塩分摂取量は健康な成人男性が 8g、健康な成人女性が 7g なので、この会社の社員さんは塩分を摂りすぎと言えそうですね。

　素晴らしいね。じゃあこれを社長に報告したら、「10g ならまあまあだけど、13g は塩分摂り過ぎでしょう。95％信頼区間の幅を 1g 未満にできないの？　せめて、10g 台なのか 11g 台なのかを知りたい。」と言われたらどうする？

　そのときは、サンプルサイズを増やす、つまり調査する人数を増やせば良いと思います。95％信頼区間の幅が1のとき、$1.96\,\dfrac{\sigma}{\sqrt{n}} \times 2 = 1$

となりますね。n＝[(1.96×8×2)/1]^2 だから、983人が必要ということですね。つまり、1000人の調査をすれば、95％信頼区間の幅を1g未満にできるのではないでしょうか？

 その通り。

連続変数の95％信頼区間は、

$$\bar{x} - 1.96\frac{\sigma}{\sqrt{n}} \leq \mu \leq \bar{x} + 1.96\frac{\sigma}{\sqrt{n}}$$

ポイント　と表せる。

 ところで、前からこの公式について意味が分からないと思っていたのですが、この公式は何を意味しているのですか？

 この公式をもっと深く理解したい人のために、これから説明するね。飛ばしても大丈夫だよ。

❓ 95％信頼区間の計算式の求め方を考えてみますか？

 考えてみたい。
　⟹ このまま読む

 計算式は飛ばす。
　⟹ p.124の 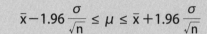 へ進む

3.8　中心極限定理から95％信頼区間

 ここでもたくさん計算式が出てくるけど、心の準備は良いかな？

 大丈夫です。

 今、ある会社の社員の食塩摂取量を知りたくて、ランダムに100人を集めて調べてみたよね。じゃあ、それを1000回繰り返して、塩分摂取量の分布をとると、どうなると思う？

何度も繰り返すほど、社員全員の平均塩分摂取量、つまり母集団の平均塩分摂取量を中心とした、左右対称のきれいな山になると思います。

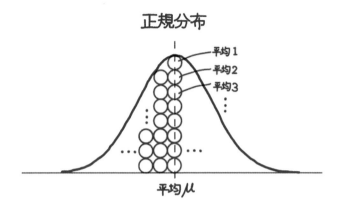

その通りだよ。じゃあ少し抽象化してみよう。平均 μ、標準偏差 σ の母集団から、ランダムに n 人の標本（サンプル）を抽出し、その平均をとる。これを無限回行って、平均値の分布をとると、得られた分布はある 3 つの特徴をもっているんだけど、何か分かるかな？

n 人の平均値の無限個分の平均を求めると、母集団の平均 μ に一致すると思います。

そうだね。他にも何かある？

データの分布は、平均値を頂点とした左右対称の山型になると思います。

素晴らしいね。そんな形となる分布のことを**正規分布**と呼ぶよ。あと、もう一つ特徴があって、n 人の平均値の標準偏差は $\dfrac{\sigma}{\sqrt{n}}$（標準誤差）と表せるよ。

n が大きいほど誤差が小さくなって標準偏差が小さくなるというのは理解できますね。

そうだね。これら 3 つの特徴をもった分布が得られることを、**中**

心極限定理と呼ぶんだ。

中心極限定理
平均 μ、標準偏差 σ の母集団から、ランダムに n 人の標本を抽出し、その平均をとる。これを無限回行って、平均値の分布をとると、平均 μ、標準偏差 $\dfrac{\sigma}{\sqrt{n}}$ の正規分布が得られる。

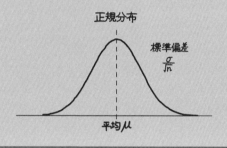

正規分布

標準偏差
$\dfrac{\sigma}{\sqrt{n}}$

平均 μ

 でも先生、実際標本を無限回取ってこられたら良いですけど、実際にそんなことをやる研究者はいないのではないでしょうか？ 無限回やったら、それは母集団全体を調べているのに等しいですよね。私たちが標本を抽出できるのは1回だけですよ。

 まあまあ、そう先を急がないでよ。これから説明するね。私たちが実際抽出することができるのは、和田さんが言ってくれたみたいに、n 人の標本（サンプル）1つだけだね。塩分摂取量の例でいえば、n = 100、x̄ = 12、σ = 8 だったよね。でもこれは、さっきの、平均 μ、標準偏差 $\dfrac{\sigma}{\sqrt{n}}$ の正規分布を作るときに無限回抽出した平均の一つだとも考えられるよね。

 確かにそうですね。

 普通この調査をするときは、社員全員の平均塩分摂取量 μ と標準偏差 σ は分からないけど、仮に、平均塩分摂取量 μ = 11g、標準偏差 σ = 8g って分かったとしよう。ここからランダムに 100 人の標本を抽出し、その平均をとる。これを無限回やったら、どんな分布が得られ

るかな？

　ポイントの公式に当てはめて、平均11g、標準偏差$\frac{8}{\sqrt{100}}$gの正規分布が得られます。

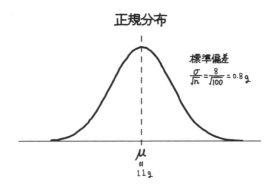

でもさっき無限回ではなくたった1回だけ抽出した標本は、x̄＝12gだったので、μとx̄には少し差がありますね。

　そうだね。12g以上に、母平均11gと差がある確率はどれくらいだと思う？

　それはP値の考え方ですね。12g以上に、母平均11gと差があるということは、母平均より1g以上差があるということなので、求めたい確率は、

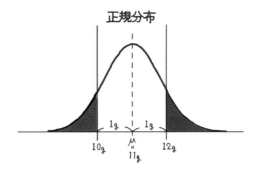

$$\frac{\text{赤色部分の面積}}{\text{正規分布の全体の面積}}$$

となります。

 その通りだよ。正規分布は、μ、σ、n の値によって、いろいろな形になるから、面積を出すのは難しいよ。そこで、

$$z = \frac{\bar{x} - \mu}{\frac{\sigma}{\sqrt{n}}}$$

という変換式を使って、平均 μ、標準偏差 $\frac{\sigma}{\sqrt{n}}$ の正規分布での $\bar{x}$ が、平均 0、標準偏差 1 の正規分布（＝**標準正規分布**）において、どこに位置するかを求めることができるんだ。

 複雑な数式ですね…。

 そんなことないよ。じゃあ順を追ってやってみようか。まず、この分布の中心を 0 にするよ。今回の場合、平均 $\mu = 11$g だから、横軸を 11 ずらすと、以下のようになるよね。

正規分布

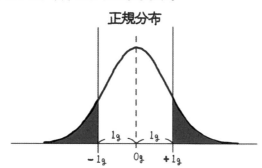

 これが、変換式の、$\bar{x} - \mu$ の部分にあたるわけですね。

 その通りだよ。次に、この分布の縮尺を変えるために、$\frac{\sigma}{\sqrt{n}}$ で割ろう。こうすることで、$z = \frac{\bar{x} - \mu}{\frac{\sigma}{\sqrt{n}}}$ は標準偏差が 1 になるんだよ。

■標準正規分布
平均 0、分散 1（すなわち標準偏差 1）の正規分布のこと。

σ = 8、n = 100 なので、標準偏差 $\dfrac{\sigma}{\sqrt{n}}$ = 0.8 ですね。

zの式に x̄ = 12 を代入すると、z = 1.25 になりますね。

標準正規分布

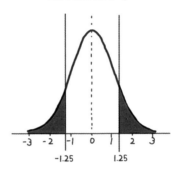

このとき、

$$\dfrac{赤色部分の面積}{正規分布の全体の面積}$$

がP値となりますね。でも、どうやって求めたら良いんですか？

 標準正規分布の全体の面積は 1 なんだ。だから、P値は、赤色の部分の面積となるよ。それに、標準正規分布は平均 0、標準偏差 1 でひとつしか無いから、zと赤色部分の面積（P値）には対応関係があるよ。z = 1.25 のときのP値は 0.21 になるんだ（これは正規分布の対応表をみる必要がある）。

P値について勉強したとき、P値が 5% 未満で、統計学的に有意差ありってなったよね。赤色部の面積（P値）が 0.05 のとき、境目は z = ± 1.96 になるよ。これってどういう意味だと思う？

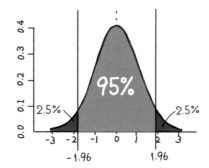

標準正規分布

zは95％の確率で−1.96から1.96の間におさまると言い換えられると思います。

そうだね。zが−1.96から1.96の間におさまるというのを式で表してごらん。

分かりました。

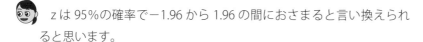

$$-1.96 \leq \frac{\bar{x} - \mu}{\frac{\sigma}{\sqrt{n}}} \leq 1.96$$

となるので、μについて解くと、

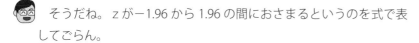

$$\bar{x} - 1.96\frac{\sigma}{\sqrt{n}} \leq \mu \leq \bar{x} + 1.96\frac{\sigma}{\sqrt{n}}$$

となります。あ！これがさっきの公式ですね。標本を1回取ってきて、平均$\bar{x}$、標準偏差σ、標本数nが分かれば、母平均μが、95％の信頼性をもって、$\bar{x} - 1.96\frac{\sigma}{\sqrt{n}}$から$\bar{x} + 1.96\frac{\sigma}{\sqrt{n}}$の間にあると推定できますね。

その通りです。素晴らしい。

ここでの離散変数は、0 or 1, Yes or No で表される変数について説明しています。

　先生、塩分摂取量のように、いろんな数字になりうる、すなわち連続関数の 95%信頼区間の出し方は分かりました。でも、YES か NO のように、0 か 1 かでしか表せないものは、どうやって 95%信頼区間を求めたら良いですか？

　良い質問だね。実際の研究では連続関数より、0 か 1 で表すものの方が多いかもしれないね。これも例を使って一緒に勉強してみようか。

　お願いします。

　じゃあ、サラリーマンの街、新橋で働く男性の喫煙率を調べたいとしよう。どうしたら良いと思う？

　タバコを吸っている（YES/1）か、吸っていない（NO/0）かの結果を分析するわけですね。今回の場合も、新橋で働く男性全員を調べるのは不可能なので、ランダムに抽出して 95%信頼区間を求めるのが良いと思います。僕だったら、新橋駅前で、ランダムに、100 人にアンケートを取ります。

　良いアイディアだね。結果が 0 か 1 で表現されるとき、95%信頼区間は以下の公式で求められるよ。

$$p-1.96\sqrt{\frac{p(1-p)}{n}} \leq P \leq p+1.96\sqrt{\frac{p(1-p)}{n}}$$

母集団の比率 P（母比率）を、抽出した標本（サンプル）の大きさ n、比率 p から推定することができるよ。

　今回、ランダムに 100 人集めてきたから、n = 100 だよね。100 人中、喫煙者が 30 人だった、つまり p = 0.3 だったとき、新橋で働く男性全体の喫煙率 P はどれくらいになるかな？　95%信頼区間を求めてみて。

　公式にこの値を代入すると、0.21 ≤ μ ≤ 0.39 となります。つまり、

95％の確率で、新橋で働く男性の喫煙率は 21％〜 39％に含まれるということですね。

 でも喫煙率がおよそ 20％〜 40％というのは結構幅があるよね？
95％信頼区間が 10％以内、例えば 30 ± 5％といった形で表現するためには、何人にインタビューすればよいだろうか？

 先生、$1.96\sqrt{\dfrac{p(1-p)}{n}} = 0.05$ ということですから、仮に P = 0.3

のとき、n = 323 人です。

 よく分かってきたみたいだね。

ポイント

離散変数の 95％信頼区間は、

$$p - 1.96\sqrt{\frac{p(1-p)}{n}} \leq P \leq p + 1.96\sqrt{\frac{p(1-p)}{n}}$$

と表せる。

 先生、なんかさっきの式と似ていますね。

連続変数の 95％信頼区間

$$\bar{x} - 1.96\sqrt{\frac{\sigma^2}{n}} \leq \mu \leq \bar{x} + 1.96\sqrt{\frac{\sigma^2}{n}}$$

離散変数の 95％信頼区間

$$p - 1.96\sqrt{\frac{p(1-p)}{n}} \leq P \leq p + 1.96\sqrt{\frac{p(1-p)}{n}}$$

こうやって並べてみると、共通する部分がありますね。

 よく気が付いたね。一般に、95％信頼区間は、
$$X \pm 1.96\sqrt{Var(X)}$$
の形で表すことができるよ。$Var(X)$ は分散、$\sqrt{Var(X)}$ は標準偏差のことだよ。

 じゃあ、式を求めるときの考え方も同じってことですか？

第 3 章　P 値と 95％信頼区間

その通り。分散の式 Var(X) が違うだけで、考え方はさっきと全く一緒だよ。「中心極限定理から 95％信頼区間」のはじめのところでは、ランダムに n 人集めてきて、塩分摂取量の平均を出すことを無限回やるっていう考え方をしたよね。今回は、ランダムに n 人集めてきて、喫煙率の比率を出すことを無限回やるっていう考え方をしたら良いんだよ。

3.10　統計的意義と臨床的意義

  ここまで P 値と 95％信頼区間について説明してきたけど、実は、統計学的に有意差があったとしても、必ずしも臨床的に意義があるとは言えないんだよ。

 そうなんですか？

 例えば、ある薬を飲んだ方が、プラセボに比べて病気の再発までの期間を 1 週間延ばすことが統計的に有意差（P 値＝ 0.01）を持って示された場合を考えてみよう。佐藤くん、この薬飲みたい？

 え、1 週間しか延びないんですか。薬代もばかにならないだろうし、副作用があるかもしれないから、いくら統計的には有意だとはいえ、僕は飲みたくないです。

 そうだね。分析する人数が多すぎると、臨床的に無意味な小さな差も、統計学的に有意差ありと検出してしまうことがあるよ。
　じゃあ逆に人数が少なすぎるときはどうなると思う？

 本当は臨床的に意義があることでも、有意差を検出できないことがありそうですね。

 分かってきたね。p.106 でも、人数が少なすぎると差を検出できないことがあるということを学びましたね。

論文を読むときは人数にも注意する必要がありそうですね。

 その通りだよ。

 同じことって95％信頼区間についても言えますね。ハザード比が1.01など1に近い場合、いくらハザード比の95％信頼区間が1を含んでいなかったとしても、臨床的には無意味に小さな差を見ていることになりそうですね。

 その通りだね。このように、統計的に有意差があることと、臨床的に意義があることは別次元のこととして考える必要があるんだよ。

 統計的に有意差があることと、臨床的に意義があることは別次元のこと。

3.11　論文からP値と95％信頼区間を理解する

 それではアマテラス論文を読んでいこう。次の図からみてみよう。

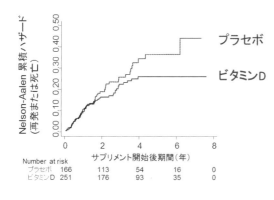

Hazard Ratio, 0.76
95%CI, 0.50 − 1.14
P = 0.18

まずは、P値の意味について説明してみてくれるかな。

 ビタミンD群よりもプラセボ群のほうが、再発死亡が多いですが、

P値＝ 0.18 ＞ 0.05 なので統計学的な有意差はありません。

 なんで、P値＝ 0.18 ＞ 0.05 だと、統計学的に有意差がないと考えるの？

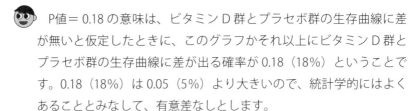 P値＝ 0.18 の意味は、ビタミン D 群とプラセボ群の生存曲線に差が無いと仮定したときに、このグラフかそれ以上にビタミン D 群とプラセボ群の生存曲線に差が出る確率が 0.18（18%）ということです。0.18（18%）は 0.05（5%）より大きいので、統計学的にはよくあることとみなして、有意差なしとします。

 そうだね。じゃあハザード比についてはどうかな？

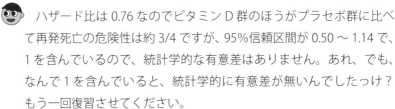 ハザード比は 0.76 なのでビタミン D 群のほうがプラセボ群に比べて再発死亡の危険性は約 3/4 ですが、95% 信頼区間が 0.50 〜 1.14 で、1 を含んでいるので、統計学的な有意差はありません。あれ、でも、なんで 1 を含んでいると、統計学的に有意差が無いんでしたっけ？もう一回復習させてください。

 95% 信頼区間の意味はなんだったかな？

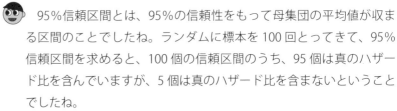 95% 信頼区間とは、95% の信頼性をもって母集団の平均値が収まる区間のことでしたね。ランダムに標本を 100 回とってきて、95% 信頼区間を求めると、100 個の信頼区間のうち、95 個は真のハザード比を含んでいますが、5 個は真のハザード比を含まないということでしたね。

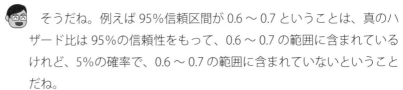 そうだね。例えば 95% 信頼区間が 0.6 〜 0.7 ということは、真のハザード比は 95% の信頼性をもって、0.6 〜 0.7 の範囲に含まれているけれど、5% の確率で、0.6 〜 0.7 の範囲に含まれていないということだね。

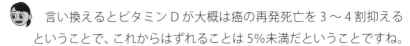 言い換えるとビタミン D が大概は癌の再発死亡を 3 〜 4 割抑えるということで、これからはずれることは 5% 未満だということですね。

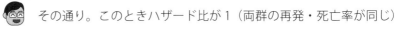 その通り。このときハザード比が 1（両群の再発・死亡率が同じ）

や、1より大きい（ビタミンDがかえって癌の再発や死亡を増やす）ことは絶対にないとは断言できないまでも、まずないので、「ビタミンDが癌の再発・死亡を減らす」と結論づけられるよ。一方、95％信頼区間が例えば0.8〜1.1で、1をまたいでいるときは、真のハザード比は95％の信頼性をもって、0.8〜1.1の範囲に含まれているということだね。言い換えるとビタミンDが癌の再発死亡を1〜2割抑えることもあるけど、効果は同じということもあり得るし、むしろビタミンD群で再発死亡が多いということもあり得ることを意味するから、「ビタミンDが癌の再発・死亡を減らす」とは結論づけることはできないということになるよ。

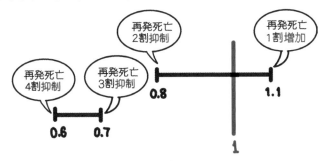

だから、ハザード比の95％信頼区間に1が含まれるかということが重要になってくるんですね。

そうだね。今度はFigure 3についてみてみよう。ここでは、血清のビタミンDの濃度によってサブグループ解析を行っていたね。それぞれの生存曲線のP値とハザード比について説明できるかな？

Figure 3

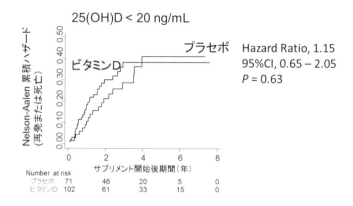

25(OH)D < 20 ng/mL

Hazard Ratio, 1.15
95%CI, 0.65 − 2.05
P = 0.63

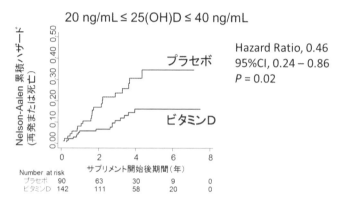

20 ng/mL ≤ 25(OH)D ≤ 40 ng/mL

Hazard Ratio, 0.46
95%CI, 0.24 − 0.86
P = 0.02

　まずは和田さんから、血清のビタミン D の濃度が 20ng/mL 未満の場合の P 値とハザード比の意味について説明してみて。

　　サプリ投与前の血清ビタミン D の濃度が 20ng/mL 未満のとき、P 値＝ 0.63 ＞ 0.05 です。ビタミン D 群とプラセボ群の生存曲線に差が無いと仮定したときに、この 2 曲線かそれ以上にビタミン D 群とプラセボ群の生存曲線に差が出る確率が 63％もあるので、このグラフはよくあることだと考えられて、統計学的に有意差はありません。実際に 2 つの曲線は接近しています。

　　ハザード比は 1.15 ですが、95％信頼区間が 0.65 〜 2.05 で、1 を含

んでいます。ビタミンＤが癌の再発死亡を３〜４割抑えることもありますが、むしろビタミンＤ群で再発死亡を２倍にするということも十分あり得るということなので、統計学的な有意差はありません。

素晴らしい。その通りだね。次に佐藤くん、血清のビタミンＤの濃度が 20 〜 40ng/mL の場合について説明してみて。

分かりました。P値＝ 0.02 ＜ 0.05 です。ビタミンＤ群とプラセボ群の生存曲線に差が無いと仮定したときに、この２曲線かそれ以上にビタミンＤ群とプラセボ群の生存曲線に差が出る確率が 2% しかないので、統計学的にこの２つの生存曲線には有意に差があると言えます。

　ハザード比は 0.46 なので、ビタミンＤが、癌の再発死亡を約５割以上抑えるということですね。95%信頼区間も 0.24 〜 0.86 で１を含んでいないので、ビタミンＤが癌の再発死亡を７〜８割も抑えることもあれば、１〜２割しか抑えることもあると考えられますが、いずれにしても再発死亡を抑制するので、統計学的に有意差ありと言えますね。

その通りだよ。P値と 95%信頼区間について分かったかな？

分かりました。

すばらしいね。ではここで質問です。仮に P値が 5% より小さかったり、ハザード比の 95%信頼区間が１を含んでいなかったりしたとき、それは真実を反映したものになっていると思う？

そういう質問をするということは、真実を反映していないこともあるということですね。

　P値のところで学んだように、同じ検定を複数回くりかえれば偶然 P値が有意水準を下回り、あたかも有意差があるように見せてしまうことがあると思います。

さすが。学んだことが身についているね。じゃあ、主要評価項目に１回だけ P値を使って検定して、複数ある副次的評価項目やサブグ

ループ解析では、95％信頼区間を示し P 値を使った検定はしなかったらどうかな？

　検定を何度も繰り返すと、比較する 2 群が等しいのに、異なると結論づけてしまいます。だから検定は本当に証明したい 1 点に絞って勝負して、あとは 95％信頼区間という推定にとどめるというわけですね。

　今まで多くの研究者は P 値を何とか 0.05 未満にしようと躍起になってきたよ。しかし、最近の論調は「P 値を使うことを否定するわけではないが、極力多用は避ける」方向に向かっているよ。だから主要評価項目では P 値と 95％信頼区間を示しても、副次的評価項目は 95％信頼区間のみで P 値を使わないことが多い論文が増えてくると思うんだ。そもそも P 値は、バイアスや交絡がないという仮定の下で使われていると考えると、これを使う場は、ランダム化臨床試験の主要評価項目を検定する際など、かなり限定されるかもしれないね。

　また、十分なサンプルサイズを確保した研究で、2 つの治療効果に差がないということを証明することも、差があることを証明するのと同じくらい大切なんだ。New Engl J Med のようなトップジャーナルでは、有意差がでなかったという論文が数多く載っているよ。だから、有意差がでなければ勝負に負けたというわけではないんだよ。

この章のまとめ

- P値とは、帰無仮説が正しいと仮定したとき、観察された事象および それより極端な事象が発生する確率のこと。

- P値が有意水準を下回った場合、帰無仮説を棄却し、統計的に有意であると いえる。P値が有意水準以上だった場合、帰無仮説を棄却できないが、 帰無仮説が正しいかどうかは分からない。

- 信頼区間とは母集団の真の値が、ある程度の信頼性の下に存在すると 考えられる範囲（区間）のことである。

- 95％信頼区間とは真の値が、95％の信頼性の下に存在すると考えられる 範囲（区間）のことで、100回信頼区間を求めたら、95回はその区間に 母集団の真の値が含まれると考えられる。

- 95％信頼区間が Null value を含む場合は、有意差なしとみなし、 95％信頼区間が Null value を含まない場合は、有意差ありとみなす。

- 2群を比較するとき、95％信頼区間の位置は2群間の違いの程度を反映し、 95％信頼区間の幅はサンプルサイズを反映する。

- 統計的に有意差があることと、臨床的に意義があることは別次元のことである。

- 臨床研究において、2群に差がないことを証明することは、差があることを 証明するのと同じくらい大切である。

第4章
バイアス・交絡・偶然

4.1　はじめに

ここまでで、P値や95％信頼区間を用いて、データを分析して、統計的な傾向を調べることができるようになったね。

ばっちりです。

素晴らしいね。ところで、分析して出てきた曝露と結果の関係は、本当に正しいと思う？　曝露因子とは別の要素のせいで歪められたものとは考えられないだろうか？

うーん。研究デザインの章で、バイアスや交絡について少し出てきましたが、研究デザインに何らかの不備がある場合は、それによって曝露と結果の関係が歪められてしまい、真実とは異なる解析結果になってしまう可能性があると思います。

いいね。佐藤くんが言ってくれたように、研究がうまくデザインされているかというのも一つだし、実際には、様々な要素によって、歪んだ曝露と結果の関係が導き出されてしまうことがあるんだよ。そして、その要素に注意しないと、曝露と結果の関係を誤って評価してしまい、統計の手法を用いてもっともらしくウソをついてしまうことになるんだよ。

曝露と結果の関係を歪めてしまう要素について知りたいです。どうやったら真実に辿り着けるのか教えてください。

それでは曝露と結果の関係を歪めてしまう要素について一緒に学んでいこう。

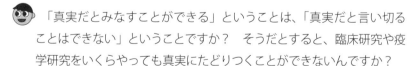

4.2　内的妥当性と外的妥当性

　研究で得られた曝露と結果の関係が、真実だというためには、どうしたらいいと思う？

　うーん、難しいですね。どうしたらいいんだろう。

　和田さんはどう思う？

　ええと、何らかの要素が曝露と結果の関係を歪めてしまうのなら、その要素が含まれていないことを証明すればいいんじゃないでしょうか？

　素晴らしいね。曝露と結果の関係を歪める要素は3つあるんだ。それは、バイアス、交絡、そして偶然だよ。

曝露と結果の関係を歪める3要素
①バイアス　　②交絡　　③偶然

　疫学では、バイアス、交絡、偶然の3要素が含まれていなければ、得られた曝露と結果の関係を真実だと**みなすことができる**んだよ。

　「真実だとみなすことができる」ということは、「真実だと言い切ることはできない」ということですか？　そうだとすると、臨床研究や疫学研究をいくらやっても真実にたどりつくことができないんですか？

　どんなにバイアス、交絡、偶然を取り除こうとして研究をデザインしても、100％取り除くことはできないよ。それに、その3要素がどれくらい結果に影響しているかを定量的に評価することはでき

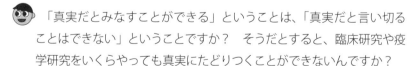

ないんだ。だから、最上位にある研究デザインの二重盲検ランダム化プラセボ臨床試験の結論には、"The drug A improves survival time of patients with disease B（薬剤 A は疾患 B の患者さんの生存期間を改善する）" と書かれることが多いけど、実際には "**Assuming no bias and no confounding,** the drug A…（**バイアスも交絡も無いと仮定すれば、薬剤 A は…**）" ということなんだ。

　つまり、曝露と結果を歪める 3 要素が理論上ほとんど含まれていないと想定されれば、曝露と結果の間に因果関係があると結論することができるんだ。ただし、断言することはできないけどね。この状態を「**内的妥当性が高い**」というよ。

ポイント

ある研究に
①バイアス　　②交絡　　③偶然
が含まれていないことを「<u>内的妥当性が高い</u>」という。

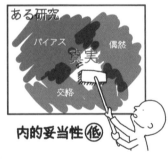

内的妥当性 (低)

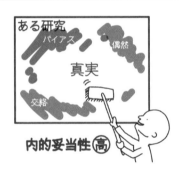

内的妥当性 (高)

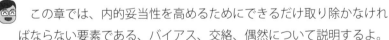

　この章では、内的妥当性を高めるためにできるだけ取り除かなければならない要素である、バイアス、交絡、偶然について説明するよ。

　先生、内的妥当性があるということは、外的妥当性もあるんですか？

　いい質問だね。その通り、外的妥当性もあるよ。
　外的妥当性というのは、研究結果を他の集団に当てはめることができるかということだよ。外的妥当性は一般化とも言い換えられるんだ。

　他の集団に当てはめるってどういうことですか？

例えば、腰痛に対する鎮痛薬の効果を考えてみよう。ある論文で有意差をもって「鎮痛薬 A が腰痛を軽減させる効果がある」ことが示されたとして、この結果をすべての腰痛患者さんに一般化して当てはめることはできると思う？

 いや、参考にすることはできるけど、その研究結果を全ての腰痛患者さんに当てはめるのはできないと思います。

 なるほどね。なんでそう思うのかな？

 だって、一口に腰痛と言っても、いろんな理由があるし、研究対象となった患者さんの腰痛の理由が限定されていたら、その結果をすべての腰痛患者さんには当てはめられないと思います。

 なかなかいい指摘だね。和田さんはどう思う？

 私も同じ意見です。例えば、この研究の選択基準が 1 週間〜 2 週間腰痛が続いている人で、除外基準が癌やリウマチなどの基礎疾患のある人だったとします。そのとき、いくら研究結果が有意差をもって「鎮痛薬 A は腰痛を軽減させる効果がある」となっていても、昨日から腰痛が出現したばかりの人や、癌の脊椎転移による腰痛の患者さん、半年も続く慢性腰痛の患者さんに鎮痛薬 A が効くかどうかは分からないと思います。

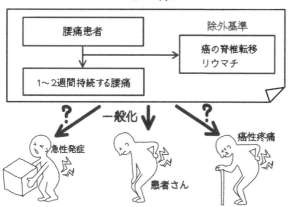

外的妥当性

■フローチャート
医学論文では、研究対象の選択基準や除外基準などをフローチャートを用いて示すことが推奨されています。論文では、Figure 1 に示されることが多いです。

とても分かりやすい例を挙げてくれたね。まったくその通りだよ。

　2人が言ってくれたような理由のために、この研究結果をすべての腰痛患者さんに当てはめるのは難しそうだね。このように、研究結果を他の集団に当てはめることができるか、一般化することができるかが、外的妥当性なんだよ。

　どんな研究も、ある特定の人々だけを研究対象として行われるよね。だから内的妥当性が高く、その研究対象に対しては曝露と結果の関係が真実に近くても、対象外の集団に対しても同じことが言えるかは分からないんだ。

 　論文を読むときは、自分が担当している患者さんの診療に役立つ情報を知りたいことが多いですよね。調べた論文が自分の患者さんの特徴と一致した集団を対象にしていることはあまり多くないから、研究結果が他の集団や人々にも当てはまるか否かを考えることが必要なんですね。

 　その通り。さすが和田さんだね。

　じゃあ、内的妥当性と外的妥当性どちらもが高い方が良いのはもちろんだけど、それは難しくて、どっちかしか高められないとしたら、内的妥当性と外的妥当性のどちらを高めることが、より重要だと思う？

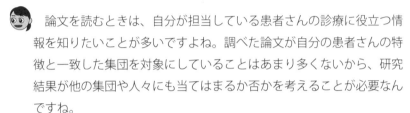

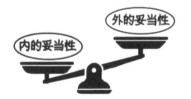 内的妥当性だと思います。内的妥当性が高い研究は、少なくとも研究対象となっている集団に対しては真実に近く、その研究結果は有用だからです。

 　私も内的妥当性だと思います。内的妥当性が低いということは、研究自体が真実から遠く、悪く言えば統計の手法を使ってもっともらしくウソをついていることになると思います。真実とは違う研究結果をどれだけ一般化しても真実に近づかないので、外的妥当性が高くても

意味がないと思います。

 2人とも鋭いね。そういうことだよ。外的妥当性の議論は、内的妥当性が担保されて初めて意味を持つんだ。だから、妥当性について検討するときは、内的妥当性、外的妥当性の順で考えて行く必要があるんだよ。

 妥当性の評価は、<u>内的妥当性→外的妥当性の順</u>に検討する。

ポイント

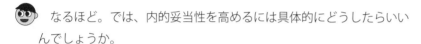 なるほど。では、内的妥当性を高めるには具体的にどうしたらいいんでしょうか。

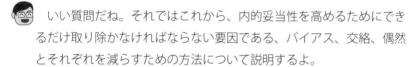 いい質問だね。それではこれから、内的妥当性を高めるためにできるだけ取り除かなければならない要因である、バイアス、交絡、偶然とそれぞれを減らすための方法について説明するよ。

4.3 バイアス

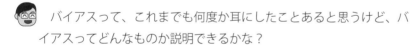 バイアスって、これまでも何度か耳にしたことあると思うけど、バイアスってどんなものか説明できるかな？

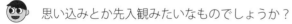 思い込みとか先入観みたいなものでしょうか？

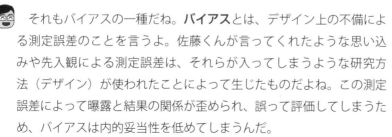 それもバイアスの一種だね。**バイアス**とは、デザイン上の不備による測定誤差のことを言うよ。佐藤くんが言ってくれたような思い込みや先入観による測定誤差は、それらが入ってしまうような研究方法（デザイン）が使われたことによって生じたものだよね。この測定誤差によって曝露と結果の関係が歪められ、誤って評価してしまうため、バイアスは内的妥当性を低めてしまうんだ。

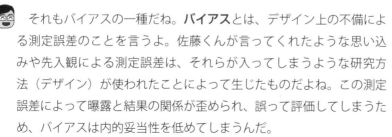

バイアスとは、
デザイン上の不備による測定誤差のこと。

 なるほど。

 バイアスにはどんな種類があるんですか？

 バイアスには多くの分類があって、いろんな名前が付けられているんだけど、選択バイアスと観察バイアスの2つに分けるのが一番シンプルで分かりやすいと思うよ。
　選択バイアス（selection bias） とは、研究対象を選択する過程で発生するバイアスで、**観察バイアス（observational bias）** とは、曝露や、結果、その他のデータを解釈する過程で発生するバイアスだよ。

バイアスは、臨床研究の過程によって大きく2つに分けられる。
選択バイアス：研究対象を選択する過程で発生するバイアス。
観察バイアス：曝露や結果などのデータを解釈する過程で発生するバイアス。

 まず、選択バイアスの例を見ていこう。例えば、煙草と肺がんの関係を調べるためにケース・コントロール研究を行ったとしよう。このとき、コントロール群として、慢性気管支炎の患者さんを選択したらどうなるかな？

 慢性気管支炎の患者さんは、一般の人よりも喫煙率が高いことが予想されます。そうすると、喫煙は肺がんの発生とは関係ないという結果になってしまうかもしれないです。

 その通りだね。この場合、コントロール群は、喫煙とは無関係にランダムに抽出しなくてはいけないよね。このように、研究対象を定義・選択する過程で発生するバイアスが、選択バイアスだよ。

 どんな集団を研究対象として選ぶかは、さっき学習した外的妥当性

のところにもかかわってきますね。

 素晴らしい視点だね。選択バイアスについて考えるとき、外的妥当性と混同してしまう人がとても多いんだ。

例えば、臨床試験などで、参加者をインターネットで募集すると、インターネットが使用可能で、健康への関心が高い人のみを対象にすることとなってしまい、参加者の意思が入ってしまうということが選択バイアスとして挙げられることがあるんだけど、これは本当に選択バイアスかな？

 ええと、ケースとコントロールのどちらかだけをインターネットで募集した場合は気管支炎の例のように選択バイアスになると思いますが、研究対象全員をインターネットで募集した場合は選択バイアスには当たらないのではないでしょうか。

 素晴らしいね。どんな集団を選ぶかということは、その研究内で比較されるグループ間に異なる効果がある場合にだけ内的妥当性つまり選択バイアスに影響するんだよ。

 なるほど。参加者全員をインターネットで募集すると、参加者は一般集団全体とは違うけれど、研究内で比較されるグループ間には差が無いです。この研究結果をほかの集団（一般集団全体）に当てはめられるか、というのは選択バイアスではなく外的妥当性の話ということですね。

 その通りだよ。選択バイアスと外的妥当性を混同してしまうのは何が問題だと思う？

 さっき、外的妥当性の話は、内的妥当性が高いことを前提にしていると学びました。内的妥当性に関する内容であるバイアスについて考えるときに、誤って外的妥当性について考えると、順番が逆になってしまうということですか。

 その通りだね。そこを混同してしまうと議論がずれてしまうから気を付けようね。

はい。

 次は観察バイアスの例を見ていくよ。

観察バイアスとは、曝露や結果などのデータを解釈する過程で発生するバイアスだったよね。例えば、医師が薬 A と血栓塞栓症に関係があるのではないかと思って診察するとするでしょ。そうすると、薬 A を使ったことがある患者には血栓塞栓症を疑って、より詳しく検査などを行うことになり、結果として血栓塞栓症の診断をつけやすくなってしまったりするんだよ。

診断基準が明確でなかったり、人によって判断が異なったりするものだと、データを解釈する際に研究者のそういったバイアスが入りやすくなってしまいますね。

その通りだよ。このような場面で生じるバイアスを**インタビュアーバイアス**と呼ぶよ。他にも例えば、ある薬 B の使用と、奇形との関連を調べた研究で、母親に妊娠中に薬 B を使ったかをアンケートで聞いたとしよう。奇形のある子供の母親は妊娠中に薬 B を使ったかを聞かれたときに真剣に思い出そうとするけれど、奇形のない子どもの母親はあまり真剣に思い出そうとしないかもしれないよね。そうすると、本当は薬 B と奇形とに関係がないのにもかかわらず、薬 B を使った方が、使わないよりも何倍か奇形になりやすいという誤った結果が出てしまうことがあるんだ。

このように記憶に関するバイアスを**思い出しバイアス**（リコールバイアス）と呼ぶよ。インタビュアーバイアスやリコールバイアスは、曝露や結果などのデータを解釈する過程で発生する観察バイアスの代表例だよ。

4.4 Misclassification：誤分類

　選択バイアス、観察バイアスは、バイアスを臨床研究の過程によって分類したものだったね。これに対して、バイアスの混入の違いによって分類する方法もあるんだ。

　比較する2群間で異なる程度のバイアスが入ってしまうことを **differential misclassification** というんだ。それに対して、比較する2群間で同程度のバイアスが入ってしまうことを **non-differential misclassification** というよ。

　あんまり聞き馴染みのない言葉ですね。

　そうだね。まだ適切な日本語訳もみたことがないくらいだからね。でもこの分類が分かると、バイアスの理解がぐっと深まるから、一緒にみていこう。

　はい。

　Non-differential misclassification は曝露や病気の定義に不明確な部分がある時に発生するんだ。例えば、喫煙の程度によるリスクについて調べようと思ったらどんな指標を使うかな？

　喫煙の程度を表すのには「1日の喫煙本数」がよく使われますよね。

　そうだね。でも、1日の喫煙本数を指標にした場合、たばこの銘柄とか、吸入の程度とか、たばこ一本一本をどの程度吸ったかということは考えられていないよね。また喫煙者は実際吸っている本数を過少報告する傾向にあるかもしれない。そうすると、1日の喫煙本数からは「ヘビースモーカー」と分類された人の中にも実際には「ライトスモーカー」の人がいたり、「ライトスモーカー」と分類される人の中にも実際は「ヘビースモーカー」の人がいたりと誤って分類してしまっていることがあるよね。

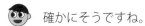 確かにそうですね。

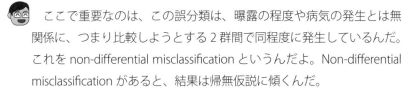 ここで重要なのは、この誤分類は、曝露の程度や病気の発生とは無関係に、つまり比較しようとする2群間で同程度に発生しているんだ。これを non-differential misclassification というんだよ。Non-differential misclassification があると、結果は帰無仮説に傾くんだ。

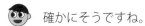 本当は差があるのに、差がないと結論付けてしまう可能性が高くなるということですね。

 その通りだよ。

さっき、「奇形のある子供の母親は妊娠中に薬Bを使ったかを聞かれたときに真剣に思い出そうとするけれど、奇形のない子どもの母親はあまり真剣に思い出そうとしない」といった例を話したよね？　これはどうかな？

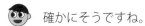 これは2群間で薬B内服に関する思い出しバイアス混入の程度が違いますね。ああ、これが「differential misclassification」というわけですね？

 正解だよ。Differential misclassification があると、本当は差がないのに差があると結論付けてしまって、結論に致命的な悪影響を及ぼしうるんだ。この例では、薬Aの催奇形性がないのに、あると誤った結論をくだすことになる。Non-differential misclassification では帰無仮説に近づくということだったけど、differential misclassification では、本当は差がないのに差があるという誤った結論に至ることがあるから、より注意しなければいけないんだよ。バイアスについて考える時、ついつい観察バイアス、選択バイアス、思い出しバイアスなど、分類の名前に目が行ってしまうことがあるよね。

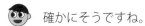 そうですね。

 確かに名前も大切なんだけど、研究結果を批判的に見るにあたっては、バイアスの名前よりも、そのバイアスが differential misclassification なのか、non-differential misclassification なのかということの

方が重要になる場合が多いんだ。だから、これからバイアスについて考えるときは、2群間で異なる程度のバイアスが入っていないかという点にも注意して考えてみるといいよ。

 　分かりました。

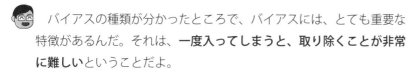

Non-differential misclassification：2群間で同程度のバイアスが混入
⇒ 帰無仮説に傾く。
Differential misclassification：2群間で異なる程度のバイアスが混入
⇒ 本来同じものを違うと結論づけることがあり致命的。

ポイント

　バイアスの種類が分かったところで、バイアスには、とても重要な特徴があるんだ。それは、**一度入ってしまうと、取り除くことが非常に難しい**ということだよ。

　え、どうしてですか？　コンピュータとかで統計解析して何とか取り除けないんですか？

　例えば、さっきの薬と奇形の例で考えてみよう。奇形ありを1、奇形なしを0と記録したとするよね。バイアスが入ったデータとそうでないデータを見分けることはできるかな？

　ええと、当たり前ですが、データを解析するとき、0と1のどちらかしかないですよね。

　そうだね。

　この0はバイアスの入った1に近い0だとかはないし、データになった瞬間、バイアスが入っているか否かは誰にも見分けることはできないと思います。

　その通りだよ。だからどんなに高性能なコンピュータを使ったとしても一度入ってしまったバイアスは取り除くことができないんだ。

　なるほど。

ポイント バイアスは一度入ったら取り除くことが非常に難しい。

 では、バイアスを減らすためにはどうしたらいいと思う？
ヒントは、バイアスの定義といま説明したバイアスの特徴だよ。

入ってしまったらもうどうしようもないわけですから、入らないようにするしかないですよね。

バイアスとは、デザイン上の不備による測定誤差だという定義から考えると、デザインを工夫して、バイアスが入らないようにすることがバイアスを減らす方法だと思います。

2人ともさすがだね。その通りだよ。デザイン上の不備ということは、裏を返すと研究デザインに特徴的に入りやすいバイアスがあるということも言えるよね。

なるほどそうですね。

それではこれから、研究デザインごとにどのようなバイアスが入りやすいのか、それらを除くにはどんなデザインにすればいいのかを考えていこう。

 はい。

ポイント バイアスを減らす方法
⟶ デザインを工夫して、バイアスが入らないようにする。

4.5　観察研究のバイアス

まずは観察研究について考えてみよう。観察研究にはケース・コントロール研究と、コホート研究があったね。それぞれどういう研究デザインだったか簡単に説明できるかな？

ケース・コントロール研究は、結果を軸に曝露を観察する研究、コホート研究は曝露を軸に結果を観察する研究です。

すらすら説明できるようになったね。

選択バイアスは、ケース・コントロール研究ではケースとコントロールを選択する際に、コホート研究では曝露群、非曝露群を選択する際に発生するんだよ。これは、観察研究では比較する2群は、ランダムに振り分けられたものではなく、症例や曝露の有無によって恣意的に分けられることに起因するんだ。

どういうことですか？

最初に選択バイアスの説明をした時に、煙草と肺がんの関係を調べるために行ったケース・コントロール研究の例を紹介したよね。

肺がん患者さんをケース群、慢性気管支炎の患者さんをコントロール群として選択すると慢性気管支炎の患者さんは、一般の人よりも喫煙率が高いことが予想されるから、喫煙は肺がんの発生とは関係ないという結果になってしまうかもしれないと学びました。

そうだね。この例のようにケースとコントロールを別の集団から選んでくると不測の因子によりバイアスが入ってしまう可能性があるんだよ。だから、選択バイアスを考える際にはケース・コントロール研究のケースとコントロール、コホート研究の曝露群と非曝露群が同じ集団から得られたものであるかを考えることが大切なんだよ。

次に観察バイアスについて見ていこう。

観察バイアスは選択バイアスとは逆に、ケース・コントロール研究

では曝露の測定の際に、コホート研究では結果を判定する際に発生するんだよ。

研究デザイン	選択バイアス	観察バイアス
ケース・コントロール研究	結果(コントロール) ⟶	曝露
コホート研究	曝露 ⟶	結果

観察バイアスを評価するために重要な項目を表にまとめたよ。

観察バイアスの評価ポイント

☐ 評価する要素の定義 ⟶ ☐ 各群で同一か
　　　　　　　　　　　　　☐ 仮説を示すのに適切か

☐ 評価の方法 ⟶ ☐ 方法は各群で類似しているか
　├ 測定器具　　　　　　 ☐ 被験者・評価者は被験者が
　├ 評価者　　　　　　　　　 どの群かを知っているか
　└ 被験者の知識と協力　☐ 評価方法は正確性信頼性があるか

☐ 観察のタイミング ⟶ ☐ 各群で同一か
　├ カレンダー上の日時
　└ 仮説との関連

☐ データの扱い方 ⟶ ☐ 方法は各群で類似しているか
　├ 記録と記号化
　└ 計算方法

 これを見ると、できるだけ客観的になるようにすることと、できるだけ non-differential misclassification が入らないようにすることが大切だと言うことが分かりますね。

その通りだね。

観察研究には後ろ向き研究と前向き研究もあったよね。

後ろ向き研究の場合は、思い出しバイアスが発生しますよね。思い出しバイアスの影響を少なくするにはどうしたらいいんでしょうか。

アンケートの代わりに、カルテなど、客観的に評価できるものがあればそれを使うのがいい場合もあるね。

なるほど。

でも、カルテだと評価した日時が一定でなかったり、欠損値が生じたりということもあります。これもバイアスになりますよね。

そうだね。後ろ向き研究では前向き研究よりバイアスが入りやすいということが分かるね。

だから前向き研究の方が、エビデンスレベルが高いんですね。

そうだね。

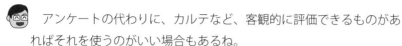

4.6　介入研究のバイアス

ではここから介入研究を見ていくよ。まずは非ランダム化臨床研究について考えてみよう。観察研究で学んだバイアスは介入研究では入るかな？

非ランダム化臨床試験は前向きコホート研究に似ているので、前向きコホート研究と同じようなバイアスが入ると思います。

いい指摘だね。ではランダム化比較試験はどうかな？

ランダム化比較試験では、どちらの群になるかをおみくじを引くようにランダムに決めるので、観察研究や非ランダム化臨床試験のときに入ったような選択バイアスは入らないと思います。

いいね。では観察バイアスはどうかな？

 ランダム化臨床試験でも盲検化されていなければ、医師や患者さんは、自分がどの群に振り分けられているかを知っているので、観察バイアスが入る可能性があると思います。例えば患者さんは偽薬を飲んでいる群の方が症状を訴えやすかったり（reporting bias）、医師も、この薬は効果があるはずだという先入観があると患者さんの症状を過小に評価してしまったり（observer bias）する可能性があると思います。

■ Reporting bias
（報告バイアス）
特定の情報が選択的に抑えられたり、表面化したりするバイアス。
■ Observer bias
（観察者バイアス）
観察者の先入観によって入るバイアス。観察者間の違いによるバイアスも含みます。

 バイアスについてしっかりと考えられるようになってきたね。素晴らしいね。

じゃあ二重盲検ランダム化比較試験にはバイアスは入るかな？

 ええと、二重盲検ランダム化比較試験では患者さんや医師の思い込みによるバイアスは入らないですよね。研究デザインのところでもピラミッドの一番上の研究方法だったし、バイアスは入らないんじゃないですか？

 和田さんはどう思う？

 内的妥当性を勉強したときに、研究対象が人である限りバイアスを0にはできないと学びました。だから二重盲検ランダム化比較試験でもバイアスは入りうるんじゃないでしょうか？

 いい指摘だね。

二重盲検ランダム化比較試験は、佐藤くんが言ってくれたようなバイアスの混入を防げるし、後で勉強する交絡の影響を最小化することができる研究デザインなんだ。だから二重盲検ランダム化比較試験で得られた結果は内的妥当性が非常に高いと考えられるんだよ。ただし、和田さんが指摘してくれたように、二重盲検ランダム化比較試験はバイアスが少ないというだけで、全く入らないわけではないんだ。

 そうなんですね。

 二重盲検ランダム化比較試験で発生しうるバイアスは4種類あるんだ。① Contamination、② Compliance、③ Count（＝ loss to follow-up)、④ Co-intervention だよ。覚えやすいように頭文字をとって 4 Cs と名付けたよ。

二重盲検ランダム化比較試験で発生しうる differential misclassification は、
4 Cs：① Contamination　② Compliance　③ Count　④ Co-intervention

　4 Cs ですか。覚えやすそうですが、それぞれどういう意味ですか？

　4 Cs が入る過程を図にまとめてみたから、図を見ながら説明していこう。

ランダム化比較試験の流れ とバイアス混入部位

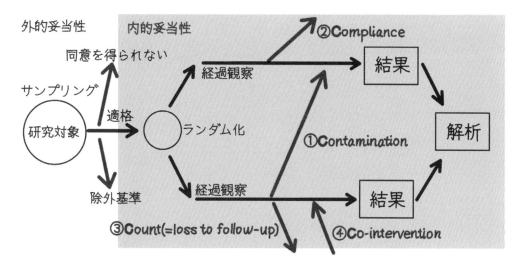

　① Contamination（コンタミネーション）は参加者または医療者の判断で試験薬を勝手に中止したり、別の治療に切り替えたりしてしまうことだよ。例えばビタミン D とプラセボで比較している時にプラセボ群の患者さんが薬局でビタミン D のサプリメントを買って飲んでしまった場合がこれにあたるよ。

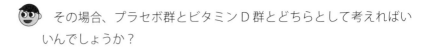　その場合、プラセボ群とビタミンD群とどちらとして考えればいいんでしょうか？

　いい質問だね。ランダム化した際に決めたもともとの群として解析する方法をITT（intention to treat）解析というよ。ランダム化を無視してビタミンDを飲んでしまったのは症状が重く、少しでも効く薬を試したいと思ったからかもしれないよね。だからビタミンDを飲んでしまったからといって、ビタミンD群に振り分けなおしてしまうと、重症例が多くビタミンD群に入ってしまう可能性があるんだ。ITT解析ではこれを防ぐことができるんだよ。一方、プロトコールを完了した患者さんだけを解析する場合をPP（per protocol）解析というんだ。

　② Compliance（コンプライアンス）は参加者が薬を決められたように服用しないことだよ。

　これはどうしたらいいと思う？

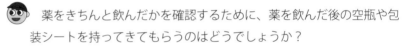　薬をきちんと飲んだかを確認するために、薬を飲んだ後の空瓶や包装シートを持ってきてもらうのはどうでしょうか？

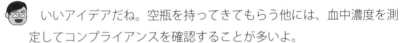　いいアイデアだね。空瓶を持ってきてもらう他には、血中濃度を測定してコンプライアンスを確認することが多いよ。

　③ Count（＝ loss to follow-up）は外来に来なくなってしまうなど追跡調査ができなくなってしまうことだよ。

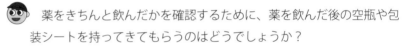　これは比較する2群間で同じ頻度で起きるから non-differential misclassification なんじゃないですか？

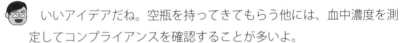　いい質問だね。患者さんが外来に来なくなってしまうのは、「なかなか症状が良くならず、他院を受診した」「症状が良くなったので再診しなかった」など、**2群間で異なる理由で起こる可能性がある**よね。追跡調査ができなくなってしまうのにはそれなりの理由があると考えた方がいいんだよ。

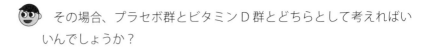　なるほど。だから differential misclassification なんですね。

■ ITT
p.58を参照下さい。

④ Co-intervention（コインターベンション）は試験薬と似た作用を持っていたり、結果発生に影響する薬の処方を許すと試験薬の効果の評価が難しくなることだよ。

 難しそうですね。何か例はありますか？

 例えば乳幼児の中耳炎に抗生剤が必要かを調べる研究でプラセボ群で有意に消炎鎮痛薬が使われるなどがこれにあたるよ。

 抗生剤が使われない代わりに似たような作用を持つ消炎鎮痛薬が使われることで抗生剤の症状改善効果を過小に評価してしまうと言うことですね。

 その通りだよ。対応としては研究計画の段階で、このような薬の使用を制限する方法があるけれど、明らかに患者さんのためになる薬の使用を制限することは倫理上許されないから難しい部分もあるんだ。

 二重盲検ランダム化比較試験はバイアスの入らない完璧な研究デザインなのかと思っていましたが。こんなにもたくさんのバイアスが入りうるんですね。

 研究デザインの名前だけで判断するのではなく、実際の研究の中身を吟味してみる必要がありそうですね。

 素晴らしいね。ここまでバイアスについて学んできて、研究の過程で様々なバイアスが入りうることが分かったね。

 論文を書くときは、読者がバイアスについて判断できるよう、定義や調査方法など、できるだけ詳細な情報をしっかりと記載しておくことが大切ですね。

 逆に論文を読むときは、著者がバイアスについての情報を提供してくれているか否かに関わらず、常に研究結果の中にバイアスが含まれていないかどうかを考えながら論文を読まないといけないですね。

 その通りだね。

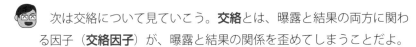

4.7 交絡

次は交絡について見ていこう。**交絡**とは、曝露と結果の両方に関わる因子（**交絡因子**）が、曝露と結果の関係を歪めてしまうことだよ。

交絡も、バイアスと同じように、それがあることによって、曝露と結果の関係を誤って評価してしまうので、内的妥当性を低めるものだと言えそうですね。

そうだね。じゃあ、バイアスと交絡の違いって何だと思う？

うーん。曝露と結果の両方に関わる因子（交絡因子）が関係しているところですか？

その通り。それに加えて、バイアスは一度入ってしまったら取り除けなかったけど、交絡は入らないに越したことはないけど、一度入ってしまっても解析の際に影響を減らすことができるよ。

なんとなく分かりましたが、いまいちピンときません。何か良い例を教えてください。

じゃあ、経口避妊薬を飲んでいた人に心筋梗塞の人が多かったとしよう。こっから、どういうことが言えるかな？

経口避妊薬が心筋梗塞の原因かもしれませんね。

ちょっと待ってください。もちろんその可能性もありますが、本当は両者に関係がなかったとしても、交絡因子のせいで、そういう結果が得られたことも考えられると思います。

良い指摘だね。下の図を見てみて。

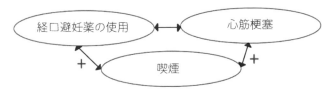

経口避妊薬を飲んでいた人に、喫煙者が多かったよ。そして、みんな知っている通り、喫煙者の方が非喫煙者より心筋梗塞になりやすいよね。もし、経口避妊薬と心筋梗塞に全く関係がなかったとしても、喫煙という交絡因子があることによって、あたかも経口避妊薬が心筋梗塞を増やしているかのように見えてしまうよね。これが交絡だよ。

コホート研究の場合、薬を飲んでいる人と、薬を飲んでいない人に分けて、心筋梗塞の有無を比べると、薬を飲んでいる人の方が喫煙者が多いので、心筋梗塞が増えますね。

ケース・コントロール研究でも、心筋梗塞になった人と、そうでない人を比べると、心筋梗塞になった人の方が、喫煙者が多いため、薬を飲んでいる人が多くなりますね。

そうだね。そのように、薬と心筋梗塞に全く関係がなかったとしても、喫煙という交絡因子があることによって、薬を飲んでいる方が、心筋梗塞が多いように見えてしまうことがあるんだよ。

分かりました。

交絡因子は、曝露と結果が正の相関があるように見せてしまうだけでなく、負の相関があるように見せてしまうこともあるんだよ。次は下の図を見てみて。

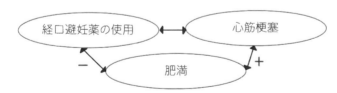

経口避妊薬を飲んでいる人に太っている人が少なかったよ。太っている人が少ないと、心筋梗塞は減るよね。

この場合は、もし薬と心筋梗塞に関係がなかったとしても、薬が心筋梗塞を減らすように見えてしまいますね。

本来なら、薬が心筋梗塞を増やしていたとしても、薬の悪い影響を低く見積もってしまうことも考えられますね。

その通り。だから交絡因子を補正したうえで曝露因子と結果の関係について議論することが重要になるんだよ。

 ポイント

<u>交絡</u>とは、
曝露と結果両方に関わる因子（交絡因子）が、曝露と結果の関係を歪めてしまうこと。

 先生、もし、ある遺伝子と薬の両方に曝露されたときに心筋梗塞になりやすくなる場合、その遺伝は交絡因子なんですか？

■交互作用
p.90 を参照下さい。

 良い質問だね。薬が、ある遺伝子を保有している人の心筋梗塞のリスクを、特に上げてしまうように、両者が互いに作用し合って、結果を生じるようなものを**交互作用**と呼ぶよ。バイアスと交絡が区別されるように、交互作用と交絡も区別されるよ。交互作用は、同じものに暴露されていても、人によって効果が違うことを見るときに使う考え方だよ。

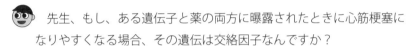

遺伝 ＋ 薬 ⟶ 心筋梗塞

 今回の例だったら、遺伝の他にも、性別などとも、もしかしたら交互作用があるかもしれないですね。

■サブグループ
研究対象の集団を性別、年齢、重症度などにより細分化した集団のこと。

 そうだね。新たな交互作用が見つかった場合は、積極的に報告すると良いよ。でも多くのサブグループと曝露因子の交互作用をみると、本当は差がないのに差があるという結論を下しやすくなるので、理論的にもっともらしい因子との交互作用をみるべきなんだ。しかも、後ろ向き解析だと、いろんな交互作用を調べて、有意差のついたものだけを報告することができてしまうよね。それを防ぐために、研究開始前に交互作用をみるサブグループを決めておく必要がある。また、マルチプル・テスティングといって、何度も何度も検定すると、本当は差がないのに有意差がついてしまうこともあるので、なるべく検定回数を少なくするのが重要だね。

ポイント

両者が互いに作用し合って結果を生じるようなものを、交互作用と呼ぶ。交互作用は交絡とは区別される。

じゃあ、次にどうやって交絡をコントロールするかについて勉強するよ。

交絡は、研究デザインを工夫することによって影響を減らすのも大切でしたが、一度入ってしまっても、解析で減らすこともできるんでしたね。

そうだね。どのように交絡をコントロールできるかを勉強しよう。

交絡をコントロールする方法には、制限（restriction）、層化（stratification）、マッチング、多変量解析、ランダム化があるよ。それぞれについて見てみよう。

ポイント

交絡をコントロールする方法

① 制限（restriction）

② 層化（stratification）

③ マッチング

④ 多変量解析

⑤ ランダム化

さっきの経口避妊薬と、心筋梗塞の関係で、喫煙が交絡因子として考えられていたけど、この交絡因子を取り除くにはどうしたら良いと思う？

研究の段階でも、解析の段階でもどちらでも良いですが、研究対象を非喫煙者だけにすれば良いと思います。

そうだね。それが一つの方法だね。その方法を①**制限（restric-**

tion）と呼ぶよ。この方法を使えば、確かに喫煙という交絡因子は取り除くことができるよ。つまり、内的妥当性を高めることができるよ。ただ、非喫煙者に対してしか適応できない研究結果になってしまい、外的妥当性は低めてしまうよ。

それなら、研究対象を非喫煙者にするのに加えて、喫煙者でも同じように研究すれば、その研究は交絡も無くせて、喫煙者と非喫煙者どちらにも使える研究になりませんか？

そうだね。でも、喫煙者をひとくくりにしてしまうと、まだ交絡因子を全て除けてはいないんだ。タバコを吸う量、吸っていた期間にばらつきがあると、それも交絡因子になり得る。だから、10〜20 本のタバコを 5〜10 年間などといった具合に、ある程度条件をそろえることで、交絡を減らすことができるんだ。

確かにそうですね。

どんな研究でも、研究参加者を集めるときに、時期、場所、年齢などの制限（restriction）が入るよ。これは、内的妥当性を高めるために大切なことなんだ。

交絡の影響を減らす方法、他にも思いつくかな？

さっきの経口避妊薬と心筋梗塞の例で、制限（restriction）では、今までタバコを吸ったことがない人に限定するなどとしていましたね。それと少し似ていますが、研究参加の時点で、そのような条件はつけずに、どれくらいタバコを吸っているかについて記録しておき、分析するときにタバコの量や期間で階級に分けて分析したらどうでしょうか。

良い調子だね。そのような方法を、②層化（stratification）と呼ぶよ。対象者が交絡因子によってサブグループに分割できる場合、対象者をひとまとめにして分析せずに、そのサブグループごとに分けて分析するよ。

次に説明する方法が③**マッチング（matching）**だよ。これは、交絡になりそうな因子をケースとコントロールの間でマッチさせる方法だよ。

さっきの経口避妊薬と心筋梗塞の例だったら、薬を飲んでいる人に、同じ年齢や喫煙歴の薬を飲んでいない人をマッチさせる（コホート研究）という具合ですね。

そうだね。マッチングが有用なのは、まず、簡単にそろえたり測ったりできなそうなものをそろえたいときだよ。たとえば、子どものころの環境をそろえたいと思ったら、同じ地区の近所の人から選んできてマッチさせれば良いし、遺伝の影響をそろえたいと思ったら、双子をマッチさせるよ。

まれな疾患のケース・コントロール研究でもマッチングが有用だと聞いたことがあるのですが…。

まれな疾患について、ランダム化比較試験やコホート研究を行おうとすると、その疾患の人を集めるのに莫大な数の研究対象者を調べなければならないよね。だから、まずは介入試験をいきなり実施するのではなく、ケース・コントロール研究で、年齢や性別などをマッチさせて研究を実施することが多いよ。

人数が少ないときは、マッチングが有用ということですね。

そうだね。でも、マッチングは、結構難しいんだ。自身でマッチさせる人を選んでくるから、マッチさせる人を選ぶ段階で選択バイアスが生じる可能性があるよ。

次に紹介するのが④**多変量解析**だよ。これは、交絡因子を変数として含め、それぞれの変数の影響を見ていく方法だよ。色々な解析方法があるけど、ここでは一番簡単な重回帰分析を見てみよう。重回帰分析では以下の式を用いるよ。

$$y = a + b_1 x_1 + b_2 x_2 + \cdots + b_n x_n$$

例えば、出生体重を予測しようとしよう。このとき、y が結果なので、y が出生体重となるね。そして、出生体重に関わりそうな因子を挙げていくと、出産前の母親の体重や、母親の身長、在胎週数などがあるね。この場合、たとえば、x_1 が出産前の母親の体重、b_1 がその係数、x_2 が母親の身長、b_2 がその係数、x_3 が在胎週数、b_3 がその係数などとなるよ。a は定数だよ。

このモデルを使うことで、結果に関わりそうな多くの因子を解析できてとても便利ですね。たくさんの因子を一気に入れれば、それらの因子を全部分析できるということですね。

そうだね。ここで注意しなくてはいけないのは、お互いに相関関係が強すぎる因子を組み込んでしまうと、結果がおかしくなってしまうよ（多重共線性）。さっきの例で言うと、もし、母親の体重と身長の関係の相関が強すぎると、結果がおかしくなってしまうから、解析の際にどちらか一方にしなければいけないんだ。

おかしくなってしまうってどういうことですか？

相関がとても強いということを言いかえれば、$x_2 \fallingdotseq \alpha x_1$（$\alpha =$ 定数）となるよね。すなわち、

$$
\begin{aligned}
y &= a + b_1 x_1 + b_2 x_2 + \cdots + b_n x_n \\
&= a + b_1 x_1 + b_2 \alpha x_1 + \cdots + b_n x_n \\
&= a + (b_1 + b_2 \alpha) x_1 + \cdots + b_n x_n
\end{aligned}
$$

となるよ。よって、本来ならば、x_1 の係数も、x_2 の係数も、結果 y に対して、正に働きかけていたとしても、$(b_1 + b_2 \alpha)$ の部分で帳尻が取れれば良いので、ソフトで解析する際、例えば、b_1 を本来の b_1 より大きくして、b_2 をマイナスにしてしまったりすることがあり得るんだ。そうすると、それぞれの因子が結果にどれだけ関わっているかを表している係数 b_1 や b_2 を正しく評価できないんだ。

本来なら結果に正に働きかけている因子が負に働きかけているように解析されてしまうこともあるということですね。

そうだね。ところでこれまで見てきた方法は、研究の際、研究者が交絡しそうなものを自分で考えて、それについて分析する方法だったよね。でも、本当は交絡しているのに、研究者が思いつかない交絡因子もあるかもしれないよね。そのような交絡因子を排除するにはどうしたら良いと思う？

それは難しいですね。多変量解析をすれば、多くの因子について分析できますが、研究者が思いつかない因子についてはどうしようもありません。

和田さん、なにか考えはある？

研究デザインのところで、ランダム化臨床試験が最もエビデンスレベルの高いデザインでしたよね。⑤ランダム化をすれば、背景因子をそろえることができるので、交絡因子を取り除けると思います。

そうだね。ランダム化は交絡因子を取り除く最も優れた方法だよ。ランダム化以外の方法では、予想された交絡因子しかコントロールできないけど、ランダム化をすれば、背景因子をそろえることができるので、未知の交絡因子も取り除くことができるよ。

　今までもいくつか交絡の例を見てきたよね。そこでは、予想された交絡因子について分析できたけど、予想できなかったら、その交絡因子について分析しないまま、曝露と結果の関係を誤って評価してしまうことになるんだ。

そうなんですね。全ての交絡因子について予想したと言い切るのは無理ですから、未知の交絡因子を取り除くにはランダム化に頼るしか他にないんですね。

その通り。だから、ランダム化は交絡因子を取り除く最も優れた方法だと言えるんだよ。

じゃあランダム化をすれば完璧ってことですか。

実は、欠点がないと思われているランダム化臨床試験にも限界はあるんだよ。まず、対象数が少ない時、ランダム化しても偶然の影響で

偏ることがあるんだ。仮に全体の対象数が多かったとしても、例えば多施設共同研究で、1 施設あたり 10 人であれば、8 人と 2 人に分かれることもあり得る。この施設が介入の手術がとても上手な外科医がいたら手術に有利に働いてしまうかもしれない。こういうときはどうしたらよいと思う？

施設毎に層別化するとよいと思います。ですから手術の上手な外科医がいる施設も 5：5 ですし、いない施設も 5：5 となります。

他にも、どうしてもランダム化できない研究もありますよね。例えば、喫煙と肺癌の影響を調べたいからといって、ランダムにタバコを吸ってもらう訳にはいきませんし。

そうだね。さっきの経口避妊薬と心筋梗塞の例でも、ランダムに経口避妊薬を飲んでもらう研究は難しいかもしれないね。

それに、もっと簡単なデザインで早く結果を発表できた方が、臨床的に意味があることもありますよね。研究デザインの章で、ランダム化臨床試験はいくつかの観察研究の結果を受けて行うことが多いと学びました。いきなりなんの根拠もない研究を大規模なランダム化臨床試験でやるのはおかしいですよね。いくつかの観察研究を積み重ねて、同じような結果の観察研究が出た後に、それを確かめるために行うのがランダム化臨床試験ですよね。

そうだね。ランダム化臨床試験は、多くの人も時間もお金も必要だから、仮説を証明するときになんでもかんでもランダム化臨床試験をすれば良いというわけではないね。また未知の治療に患者さんを曝すことになるから、試験に参加する人たちの危険性が倫理的に許容範囲で、未来の患者さんが恩恵を受ける可能性が高い場合においてのみランダム化臨床試験を実行することが許されるんだ。確かに価値ある試験デザインだけど、そんなに安易に実施できるものではない。

ランダム化すれば万能だと思っていましたが、ランダム化にも、欠点はあるんですね。

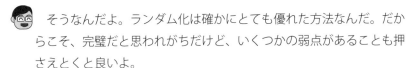 そうなんだよ。ランダム化は確かにとても優れた方法なんだ。だからこそ、完璧だと思われがちだけど、いくつかの弱点があることも押さえとくと良いよ。

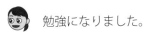 勉強になりました。

4.8 偶然

最後に偶然についてだよ。バイアスと交絡をなくせたとしても、もう一つ内的妥当性を低めてしまうものがあって、それが偶然だよ。

文字通り、偶然ずれが生じてしまって、曝露と結果の関係を歪めてしまうということですか？

そうだね。母集団から標本を選んでくるときに、確率的にばらつきが生じるよね。それによって、真実と異なった結果が出てしまうことがあるんだ。

偶然は全ての研究で起こり得そうですね。P 値を学んだとき、P 値が 0.05 未満のとき、統計学的に有意であるとすると勉強しました。0.05 は慣用的に用いられているとは思いますが、多くの実験でこの値が用いられていますよね。これは、2 つの比較群が同じである確率 P が 5% 未満のとき、2 群は異なると解釈するという意味でしたね。でも、裏を返せば、2 群が本当は同じなのに、違うと解釈される可能性が、5% 未満あるということになります。

素晴らしい。研究対象である母集団全員を調べることができたら良いけど、そんなことはできないから、標本を抽出することになるよね。そのとき、標本に偏りがあると、本当は同じなのに違うと解釈されたり（$P < 0.05$）、違うのに同じと解釈されたり（$P > 0.05$）することがあるんだ。じゃあ偶然を減らすためにはどうしたら良いと思う？

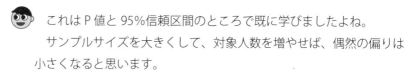 これはP値と95%信頼区間のところで既に学びましたよね。
サンプルサイズを大きくして、対象人数を増やせば、偶然の偏りは小さくなると思います。

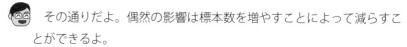 その通りだよ。偶然の影響は標本数を増やすことによって減らすことができるよ。

先生、サンプルサイズを大きくすることで偶然の影響を少なくすることは理解できたのですが、さっきのランダム化のところで、「サンプルサイズが大きくても、絶対同じ集団になるとは言い切れないから、強い交絡があると事前に分かっている因子については、ランダム化に頼るのではなく、事前に分けて分析することが勧められている」とおっしゃっていましたよね？ これはどうなんでしょうか？

素晴らしい質問だね。この方法を層別ランダム化というんだよ。サンプルサイズを大きくすることは、偶然の影響を少なくする最大の方法なんだけど、偶然の影響を完全になくすことはできないんだ。アマテラス試験では、417人を対象としているけど、それでも偶然、ビタミンD群の方がプラセボ群よりも年齢が高くなってしまった。高血圧や脂質異常症のように多い病気を対象とするときは良いけれど、数百人規模のランダム化臨床試験の場合、どうしても患者背景因子が偶然ぶれてしまうんだ。数年間かけてやった臨床試験なのに蓋を開けてみたら、偏ってほしくない因子に限って偏っていた、なんてことを避けるため、ランダム化の際、最も重要な予後因子で層別化するのが賢明なんだ。

 なるほど。

 たくさんのお金と時間と労力と国の威信をかけて行ったビックプロジェクトで偶然のために出るはずの差が出なかったら泣くに泣けないよね。

 そうですね。

 そんな悲劇を防ぐための方法の一つが層別ランダム化という方法な

んだ。層別ランダム化はどうしてもバランスを取りたい要因で層に分け、その層の中でランダム化を実施するよ。どうしてもバランスを取りたい要因が複数あってもよくて、性別と年齢（65歳以上と65歳未満）であれば複数の要因を組み合わせて、65歳未満女性、65歳未満男性、65歳以上女性、65歳以上男性のように4つの層でランダム化を行えばいいんだ。

 バランスを取りたい複数の要因について行えるのはとてもいいですね。

 ただ、あまりに要因が多すぎると、それに比例して層の数も多くなって、一つの層に属する人数が少なくなってしまうというのが欠点だね。

 なるほど。

偶然の影響を減らす方法
⟶ サンプルサイズを大きくする。
⟶ 偶然の影響が入らない解析方法を用いる。

 このように、偶然の影響を減らすには、サンプルサイズを大きくしたり、層別ランダム化など偶然の影響が入らないような解析方法を用いることが大切になるね。

4.9　論文からバイアス・交絡・偶然を理解する

いよいよ第Ⅱ部も最後だね。いつものように、アマテラス論文を読んでいこう。**内的妥当性**を高めるために減らす必要がある、**バイアス、交絡、偶然**について考えるよ。ここの章で勉強したことを順番に

見ていけば、自分で考えることができるよ。実際にやってみよう。

　まずは**バイアス**からみてみよう。バイアスを考えるときにまず見るのは何だと思う？

　その研究のデザインだと思います。

　さすがだね。じゃあアマテラス論文の研究デザインは何だったかな？

■二重盲検ランダム
化臨床試験
p.46 を参照下さい。

　二重盲検ランダム化臨床試験です。

　そうだね。二重盲検ランダム化臨床試験では、どんなバイアスが入るかな？　まずは、選択バイアスは入るかな？

　ランダム化臨床試験では、どちらの群になるかをおみくじを引くようにランダムに決めるので、選択バイアスは入らないんでしたよね。

　良いね。しっかり身についているみたいだね。じゃあ、観察バイアスはどうかな？

　今回は、二重盲検で、医師も患者さんも、患者がどの群に割り振られたかが分からないデザインなので、観察バイアスも入らなさそうな気がします…。

　本当にそうかな？　二重盲検ランダム化臨床試験では、観察バイアスも入らないと言えるんだったかな？

　いえいえ、それは言えません。観察バイアスは入る可能性があります。

　良い調子だねえ。観察バイアスはどんなときに入るかな？

　まずはさっき勉強した観察バイアスの評価ポイントをもとに考えてみると良いと思います。

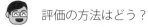

観察バイアスの評価ポイント

- □ 評価する要素の定義 ➡ □ 各群で同一か
  - □ 仮説を示すのに適切か
- □ 評価の方法 ➡ □ 方法は各群で類似しているか
  - ├ 測定器具
  - ├ 評価者
  - └ 被験者の知識と協力
  - □ 被験者・評価者は被験者が どの群かを知っているか
  - □ 評価方法は正確性信頼性があるか
- □ 観察のタイミング ➡ □ 各群で同一か
  - ├ カレンダー上の日時
  - └ 仮説との関連
- □ データの扱い方 ➡ □ 方法は各群で類似しているか
  - ├ 記録と記号化
  - └ 計算方法

二重盲検ランダム化臨床試験で発生しうる 4 種類のバイアス
① Contamination、② Compliance、③ Count（= loss to follow-up）、
④ Co-intervention（4 Cs）もありましたね。

ふたりとも素晴らしい。じゃあまず、観察バイアスの評価ポイント
から見てみようか。図を参考にしながら考えていこう。
まずは、評価する要素の定義についてはどうかな？

今回、評価する要素の定義は、2 群で全く同じです。研究テーマは、
ビタミン D が消化管癌患者の無再発生存率を改善するか？ で、評価
する要素には、5 年無再発生存率が設定されているので、適切だと考
えられます。

評価の方法はどう？

評価方法は 2 群で同じでした。また、今回は二重盲検なので、患
者も医師も、その患者がどちらの群に割り振られているか分かりま
せん。評価方法は、CT、MRI、PET-CT および、担当外科医による必
要に応じた検査によって、定期的に癌の再発を除外されました。担当
外科医の違いによって、判断に若干の違いが出ることが考えられます
ね。また、患者は外来で定期的に（1〜6 か月おき）に検査されまし
たが、フォローアップするタイミングによって、測定時間に不正確さ
をもたらした可能性もありますね。でも、バイアスが入るとしても、

2 群間で同程度であり、non-differential misclassification だと考えられます。

　ふたりとも良い調子。観察のタイミングと、データの扱い方についても、両群で違いはないよね。今回は再発あるいは死亡を評価項目にしているので、そのぶれは少ないと思います。しかし、痛みのような患者さんの主観に基づくものの場合や、鼓膜の発赤の程度といった医師の主観に基づくものの場合にはバイアスが入るよね。今回ビタミンＤだから医師も患者さんもどちらかは全く気付いていないと思うけど、例えばビタミンＡであれば、皮膚が少し黄色を帯びたり、尿の色が濃くなることで、患者さんが気づくかもしれないし、抗アルドステロン薬であれば、血清カリウム値が上昇するので、医師は気付くでしょう。だから、二重盲検する場合でもバイアスは入り得るんだよ。
　じゃあ 4 Cs についてはどう？　まず① Contamination から考えてみよう。

　さっきの復習ですね。① Contamination（コンタミネーション）は、今回の研究だと、ビタミンＤとプラセボで比較している時にプラセボ群の患者さんが薬局でビタミンＤのサプリメントを買って飲んでしまったというようなことが考えられますね。

　じゃあ② Compliance は？（Compliance：遵守は言葉がきついので最近は adherence と呼ぶ）

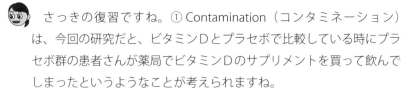　この研究では、毎回の外来や、6 か月ごとに新しいボトルを提供するときや、電話できちんと服薬されているか確認していました。また、血液サンプルで 25（OH）D のレベルを毎年測定しました。このようにして、コンプライアンスを確認する工夫がありますね。でも、いくら頑張っても、怠薬をゼロにすることは難しいですね。今回も、参加者の約 10％が試験中にサプリメントの服用中止を申し出ましたが、内服率は患者の自己申告のみに基づいていたので、バイアスが混入した可能性が高まりますね。患者さんが痛みがとれるなど症状緩和を実感できないと、何年も薬を飲み続けてもらうのは難しいと思います。

両群で怠薬率が例えば3割を超えると、差をだすのがますます困難になってしまいますね。

 そうだね。③ Count（＝ loss to follow-up）についてはどうかな？

 非医学的理由で治験薬を中止した参加者の数は、ビタミンD群で15人（6.0%）、プラセボ群で10人（6.0%）でした。年間では全体で99.8%のフォローアップがあり、もともと1%の損失を想定していたので、フォローアップ率は適切だと考えられます。

 じゃあ4つ目の④ Co-intervention についてはどうかな？

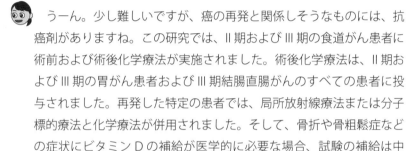 うーん。少し難しいですが、癌の再発と関係しそうなものには、抗癌剤がありますね。この研究では、II期およびIII期の食道がん患者に術前および術後化学療法が実施されました。術後化学療法は、II期およびIII期の胃がん患者およびIII期結腸直腸がんのすべての患者に投与されました。再発した特定の患者では、局所放射線療法または分子標的療法と化学療法が併用されました。そして、骨折や骨粗鬆症などの症状にビタミンDの補給が医学的に必要な場合、試験の補給は中止されました。このように、両群で条件をそろえてあるので、この影響も少ないと思います。

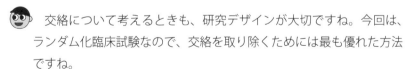 よくできました！　ここまで考えることができたら、すごく力がついているよ。こうやって順序だてて見ることで、自分で考えることができるんだ。すぐに全部できるようにならなくても、バイアスについて考えるときは、またここに戻ってきてね。
さて、一息ついたら**交絡**についても見ていくよ。

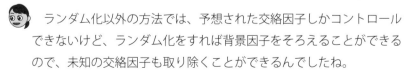 交絡について考えるときも、研究デザインが大切ですね。今回は、ランダム化臨床試験なので、交絡を取り除くためには最も優れた方法ですね。

 ランダム化以外の方法では、予想された交絡因子しかコントロールできないけど、ランダム化をすれば背景因子をそろえることができるので、未知の交絡因子も取り除くことができるんでしたね。

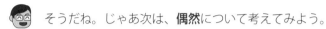 そうだね。じゃあ次は、**偶然**について考えてみよう。

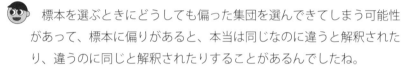 標本を選ぶときにどうしても偏った集団を選んできてしまう可能性があって、標本に偏りがあると、本当は同じなのに違うと解釈されたり、違うのに同じと解釈されたりすることがあるんでしたね。

そのために、サンプルサイズを大きくすることが必要でしたね。P値と95％信頼区間のところでも勉強しましたが、サンプルサイズを大きくして、たくさんの人を抽出すれば、偶然の偏りは小さくなりますね。それに、サンプルサイズを大きくすると、偶然の影響が減るので、推定の幅が狭くなり、2群の差を検出しやすくなるんでしたね。

その通り。今回は、消化管がんの患者さん400人をビタミンD群：プラセボ群＝3：2に分けていて、両軍の差を検出するのに十分であると推定されたけど、事後のサブグループ解析では、サンプルサイズが小さすぎて各サブグループの有意差を検出できなかった可能性があるよ。

最後に**外的妥当性**について考えよう。この研究は、どんな人たちにあてはめられると思う？

この研究は、日本の施設で行っているので、同じように日本人の消化器癌の患者さんにあてはめることができると思います。でも、外国人でも同じような結果が得られるかはどうだろうなと思います。

他にも、今回の研究集団には、色々な種類のがん患者が含まれていました。だから、この研究結果は、消化器癌の患者さんに広く使えて、外的妥当性が高いとの考え方もできます。一方で、癌の種類を絞って多くの患者さんを集めて研究することで、その特定の癌について、より内的妥当性の高い研究結果が得られると思います。

これで第II部は終わりだよ。よく頑張ったね。二人とも大きく成長したと思うよ。

ありがとうございました！

この章のまとめ

- 曝露と結果の関係を歪める3要素は、①バイアス、②交絡、③偶然である。

- ある研究に①バイアス、②交絡、③偶然が含まれていないことを「内的妥当性が高い」という。

- 妥当性の評価は、内的妥当性→外的妥当性の順に検討する。

- バイアスとは、デザイン上の不備による測定誤差のことである。

- 選択バイアスとは、研究対象を定義する過程で発生するバイアスのことで、観察バイアスとは、曝露や結果などのデータを解釈する過程で発生するバイアスのことである。

- Non-differential misclassification とは、2群間で同程度のバイアスが混入することで帰無仮説に傾かせるもので、differential misclassification とは、2群間で異なる程度のバイアスが混入することで結果に致命的な悪影響を与えるものである。

- バイアスは一度入ったら取り除くことが非常に難しい。

- バイアスを減らすためには、デザインを工夫してバイアスが入らないようにする必要がある。

- 二重盲検ランダム化比較試験で発生しうる differential misclassification の 4 Cs には、① Contamination、② Compliance、③ Count、④ Co-intervention がある。

- 交絡とは、曝露と結果両方に関わる因子（交絡因子）が、曝露と結果の関係を歪めてしまうことである。

- 両者が互いに作用し合って、結果を生じるようなものを交互作用と呼んで、交絡とは区別される。

- 交絡をコントロールする方法には、①制限（restriction）、②層化（stratification）、③マッチング、④多変量解析、⑤ランダム化がある。

- 偶然の影響を減らす方法には、サンプルサイズを大きくする方法と、偶然の影響が入らない層別化がある。

第 III 部

論文査読（レビュー）でどのような点を指摘されるのか？
——JAMA の査読結果を読み解く——

ゆきつけば

またあたらしき

さとのみへ

山極勝三郎

第Ⅰ部では臨床研究論文を読んで仮説を醸成し、臨床研究を実施するまでの過程を「ビタミンDと癌」をテーマに示しました。実際に食道から直腸までの消化管癌の患者さんを対象に、ビタミンDサプリメントとプラセボを準備し、2010年1月から2018年2月まで二重盲検ランダム化比較試験を行い、その結果がJAMAの2019年4月9日号に掲載されました。JAMA編集部とは1カ月半の間に4往復のメールをやりとりし、私は多くのことを学びました。第Ⅲ部では、この体験をケースとして読者の皆さんとレビューをシェアしたいと思います。

元旦のメール

2019年1月1日の朝、JAMA（アメリカ医師会誌）の編集長から一通のメールが届きました。私達が10年かけて仕上げた研究論文「消化管癌（食道癌、胃癌、大腸癌）患者に対するビタミンDサプリの再発抑制効果：アマテラス・ランダム化臨床試験：Effect of Vitamin D Supplementation on Survival of Patients With Digestive Tract Cancers: The AMATERASU Randomized Clinical Trial.」[*1] に対する返信でした。論文を投稿すると箸にも棒にも掛からなければ3日、編集委員会でボツになれば1週間、査読にまわれば1〜2か月で返却されます。しかし、トップジャーナルであれば、そのほとんどが落選します：JAMAの原著論文採択率は4%です。

Dear Dr Urashima:

Thank you for submitting your manuscript to JAMA, entitled: "Effect of vitamin D supplementation on survival of patients with digestive tract cancers: The AMATERASU Randomized Clinical Trial."

The review and editorial evaluation of your manuscript have been completed.

We are considering inviting you to submit a revised manuscript for further consideration. However, before we do so, we want to have your thoughts on an important issue with reporting of the main study findings.

For this manuscript, the overall results for the primary outcome (5-year RFS) will have to be reported as null. The results of the pre-specified analysis are not statistically significant, and the marginally significant result appears to have emerged only in the age-adjusted analysis, which does not appear to have been pre-specified.

[*1] 投稿時はこのタイトルでしたが、最終的に、この書籍の「はじめに」に記したタイトルになりました。

Accordingly, since these (significant) results appear to be based on post-hoc analyses, these will not be able to be reported in the abstract or reflected in the study conclusions. The findings from the age-adjusted analyses can be reported in the results section of the article, but will have to be clearly identified as post hoc.

Therefore, before we proceed with inviting a revision, we would like your agreement that the abstract will only include the outcomes based on the prespecified analysis (which did not appear to include age adjustment); and that the main conclusion of the abstract will have to be revised to reflect the overall null result, as follows: "Among patients with digestive tract cancer, vitamin D supplementation, compared with placebo, did not result in significant improvement in relapse-free survival, at 5 years."

Please let us know if you are in agreement with this approach.

Thank you.

Sincerely,

Phil B. Fontanarosa, MD, MBA
Executive Editor, JAMA

　私達はこの論文原稿を 2018 年 8 月 31 日に JAMA に投稿しました。よって 4 か月経っての編集部からの返信ということになります。査読に回った場合でも、通常は 1〜2 か月で返事が戻ってきます。4 か月というのは異例といえましょう。しかも、日本時間の元旦朝にメールが届いたということは JAMA 編集部は大晦日に仕事をしていたことになります。
　最初に投稿した論文の結論は以下でした：

　手術後 5 年でビタミン D 群では 77 ％が再発なく生存しているが、プラセボ群では 69 ％であった。この 8 ％の差は、単純比較すると差は無いが、偶然ビタミン D 群の方で有意に年齢が高くなってしまったので多変量解析で補正を加えると有意になった：Adjusted Hazard Ratio, 0.66 ; 95 ％ CI, 0.43 to 0.99 ; P ＝ 0.048。また、20ng/mL ≦ 25OHD ≦ 40ng/mL のサブグループでビタミン D の効果が増強される：Adjusted Hazard Ratio, 0.37 ; 95 ％ CI, 0.19 to 0.72 ; P ＝ 0.003。そのため結論は以下である。

Among patients with digestive tract cancer, vitamin D supplementation may improve relapse-free survival, especially those with serum 25(OH)D levels between 20ng/mL and 40ng/mL.

　編集部からの返信の第一声、「この論文において、主要評価項目である５年無再発生存率はビタミン D によって改善されなかったと結論して欲しい」と単刀直入に書いてありました。その理由として、三段論法で「年齢で補正すると有意だが、補正しないと有意ではない。補正は研究計画書に記載していない。研究計画書に記載がないものは全て後付け解析である。よって、この有意であった結果は後付け解析にあたる。後付け解析の結果を要旨ないしは結論に使うのはまずい。」と理由を展開。一方で、「（もちろん）年齢で補正した結果を本文に含めてもらうのは構わない。」と我々の結果に一定の配慮は示しつつも、「以上に同意して結論を "Among patients with digestive tract cancer, vitamin D supplementation, compared with placebo, did not result in significant improvement in relapse-free survival at 5 years." としてくれるのであれば、論文の審査を進めたい」と結論に記載するべき文章まで指定してきたのです。

　私はハーバード大学公衆衛生大学院で疫学の講義を受けた際、介入群間に患者背景因子の偏りを生じた場合、その偏った因子で補正すると習ったものです。しかし、時代は変わりました。今では、「患者背景因子が偏ったとしたら、ランダムに振り分けているわけだから、それは偶然の偏りであって、他の記載されていない因子も偏っている可能性があり、言い出したらキリがないので補正をする必要はないし、患者背景因子を示す表では P 値を記載する必要もない」という考えです。

　近年の医学系トップジャーナルでは研究計画書（Protocol）および統計解析計画書（Statistical analysis plan: SAP）の添付が求められます（論文投稿時に同時に投稿します）。そしてデータが出揃い統計解析する前に解析することに決めていたのか（prespecified）、出そろって統計解析をはじめたあとに追加解析することにしたのか（post hoc）を明確に区別する必要がでてきました。予想通りの結果がでれば、post hoc 解析をする必要はありません。しかし、傾向はあるものの統計学的に有意差がつかないこともあります。ひょっとすると、もう少し多い対象人数で試験を実施していれば、有意差がついたかもしれません。研究者の立場からすると、補正をするなどして、何とか P＜0.05 という結果を得たいという心理が働きます。しかし、既にここに研究者の恣意がはいってしまいます。以上の理由から「論文のまとめや結論はあくまで SAP に記載された解析で得た結果で構成されなくてはならない」というのが私の理解したところです。

　JAMA は New England Journal of Medicine、Lancet と並び、医学界のトップジャーナルの１つです。１つの論文が他の科学雑誌に平均何回引用されるかを示すインパクトファクター（2018年）は、51 点でした。この数字は、ネイチャー誌の 43 点、サイエンス誌の 41 点を超えています。

「ビタミンＤが癌の再発死亡を抑制する」と結論付けた論文が掲載されれば、世界のガイドラインが「癌の術後患者さん全てにビタミンＤを内服させるべし」と変更されるでしょう。そのため、本当に信頼できるデータ、確実な結論しかこの雑誌には載りません。実際、今の世の中は、SNSでJAMAに載った結論の１行のみが独り歩きする可能性を秘めています。疫学を熟知する人は、まとめや結論だけでなく、本文、補足データも熟読した上で研究結果を評価するでしょう。しかし、疫学の知識の少なくない、医師や専門家でさえも、結論しか読まず、有効か無効かの二元論でしか理解しない傾向にあります。ましてや一般の人達は誤って研究結果を解釈してしまうでしょう。そのような背景もあって、JAMA などのトップジャーナルは結論に対して保守的なのだろうと私はみています。私は編集長に同意し、以下の返信をしました。

Dear Dr. Fontanarosa:

We appreciate your thoughtful evaluation of our manuscript titled "Effect of vitamin D supplementation on survival of patients with digestive tract cancers: The AMATERASU Randomized Clinical Trial." (Manuscript ID: JAMA18-7591).

We agree that the main conclusion of the abstract will have to be revised to reflect the overall null result, as follows: "Among patients with digestive tract cancer, vitamin D supplementation, compared with placebo, did not result in significant improvement in relapse-free survival (RFS) at 5 years."

Without adjustment with age, 5-year RFS was not significantly different between vitamin D and placebo group $(P=0.18)$, whereas only after adjustment for age quartiles, RFS became marginally significant and better for the vitamin D compared with the placebo group $(P=0.048)$. However, this adjustment was performed as a post hoc manner after obtaining results and not mentioned in the protocol as a prespecified statistical analysis, as you suggested. Thus, we agree with editorial opinion that only non-significant hazard ratio should be reported in the abstract and reflected in the study conclusions. Moreover, the findings from the age-adjusted analyses can be reported in the results section of the article, but will have to be clearly identified as post hoc.

We remain enthusiastic about publishing our work in the JAMA and would greatly appreciate your generous reconsideration of our manuscript.

Sincerely yours,

査読結果

1月12日（土）深夜、JAMA より以下の審査結果がメールで送られてきました。

Dear Prof Urashima:

Your submission has been transferred to me as handling editor. I will be working with you for the duration of the evaluation of your submission at JAMA.

We have completed our review of your manuscript. While the current manuscript is not suitable for publication in JAMA, we would be interested in evaluating a revised version that addresses the items listed below.

If you decide to revise your manuscript along these lines, please note that there is no guarantee that it will be accepted for publication. That decision will be based on our priorities at the time, the quality of your revision, and perhaps additional peer review. Also, we would like to receive your revised manuscript within 2 weeks, by January 28. If we do not receive your revision or hear from you within 4 weeks, we will assume that you are not planning to submit a revised paper for further consideration.

　1月11日、副編集長から「6人の専門家と私のコメントに2週間以内に回答せよ」というメールが返ってきました。コメントは200にも及び、文言の修正から高度な追加解析まで含まれています。しかも、「これに回答したからといって論文が受理される保証はない」とまで書かれていました。私は今まで100篇以上の論文を海外医学雑誌に発表してきた経験があります。普通は専門家2〜3人の合計20程度のコメントに1〜2カ月の間に回答すれば大丈夫です。

　文言の修正といっても、編集部が一言一句を選んでいるのがよく分かります。例えば「Cancer patients」ではなく「Patients with cancer」という表現を使えという指示がありました。私はコメントの行間に「医師は"癌という病気"ではなく、"病める人"を診ているのだ」という気概を感じました。その後も2往復コメントと回答のやり取りをしましたが、アメリカ医師会の頂点と熱い議論を交わせたことは、私にとってまたとない好機でした。

　以下、重要と思われる10のステップを具体的に解説します。

Step 1 Prespecified or Post hoc: 両者を明確に分けること！

Comments by JAMA

All analyses or endpoints that were not prespecified need to be segregated in the Methods and described as "post hoc". In the Results, they should also be segregated in a "post hoc" results section. In the Discussion, they should be limited to no more than 2 sentences, and should be preceded with a statement that they are post hoc, and that the findings can therefore only be considered hypothesis generating. Any figures for post hoc analyses should be placed in the online supplement, not the full article. Any figures for post hoc analyses were placed in the online supplement.

　データが出そろう前に評価項目ないし解析方法が計画された場合は **prespecified** です。一方、データが出そろった後に上記が追加・変更された場合は **post hoc** となります。観察研究の前向き、後ろ向きと同じ意味ですが、臨床試験の場合、慣習として prespecified, post hoc を使います。

　研究開始前の**研究計画書（プロトコル）**および**統計解析計画書（statistical analysis plan [SAP]）**に記載されていれば何ら問題ありません。研究開始後であっても、データが出そろう前のプロトコルならびに SAP の変更も問題ありません。しかし、いつこれを変更したかを示す必要がでてきます。実際、トップジャーナルは、研究計画は途中で変更が加えられるという前提に立ち、論文投稿の際、以下 3 点を含む PDF の添付を求めてきます（添付されていなければ、審査さえしてもらえません）。

1. 最初のプロトコル + SAP,　2. 最終のプロトコル + SAP,　3. 変更履歴

　つまり上記に記載されていないものは post hoc であり、記載されてあるものは prespecified です。私達の試験では、ビタミン D 群に振り分けられた患者さんたちの年齢がプラセボ群に比べて高かったので、これを補正しました。そして、JAMA の編集部は「この補正はプロトコル・SAP に記載がないので post hoc である」と指摘してきたわけです。

　仮に統計解析を 20 回実施すると、本当は差がないのに 20 の解析の中の 1 つは P < 0.05 となる可能性があります。仮に 60 の解析を実施すれば、本当は差がないのに 60 の解析の中の 3 つくらいは偶然 P < 0.05 となる可能性が十分あります[12]。例えばここに性悪説の研究者がいるとします。20 の post hoc 解析を実施し、偶然の産物として 1 つの解析で有意差がでたとしましょう。この有

意差がでた解析のみを提示してこれを結論としてしまい、他の有意差のでなかった19の解析結果を一切提示しなければ、査読するものも、読者もその医療が、真実は効果がなく**多重解析 (multiple testing)** により偶然有意差がでただけなのに、効果があると錯覚してしまいます。

　一方で、研究結果を得る前から全てを予測することは困難です。やってみなくては判らないので試験してみるのが臨床研究ですから、実施してはじめて見えてくる興味深い所見もあるわけです。そのような立場からみると、post hoc だから偶然の産物に違いないとみなして全てを切り捨ててしまえば、重要な発見もゴミ箱に捨ててしまうかもしれません。

　以上の背景、JAMA からのコメントを総合して私は Post hoc 解析の扱いについて以下のように理解しています。

　データが出そろったあとで評価項目を増やしたり、あるいは解析手法を追加したりした場合は post hoc にあたる。この post hoc 解析で得た結果は、

Abstract：記載しない＝結論にはしない。

Methods：Statistical analysis のあとに Post hoc analyses のパラグラフを設ける。

Results：Subgroup analyses のあとに Post hoc analyses のパラグラフを設ける。具体的には以下の順番で記載するのが一般的。

　　a. Study population: patient flow（Figure 1）と patients' characteristics（Table 1）の説明

　　b. Primary outcome

　　c. Secondary outcomes

　　d. Subgroup analyses

　　e. Post hoc analyses

　　f. Adverse events

Figures & Tables：Supplementary file に示し、本文からははずす。

Discussion：Post hoc 解析の結果であることを明記した上で、考察は2文章以内。

例：我々の研究と同時期に N Engl J Med に掲載された VITAL でもかなり控えめな表現になっているのが分かります[8]。

A post hoc analysis of the rate of death from cancer suggested a possible benefit with respect to the rate of total deaths from cancer after exclusion of early follow-up data, based on an unadjusted 95% confidence interval that does not include 1.

Step 2 Subgroup analyses: サブグループ解析結果の考察

Comments by JAMA

✓ Given a null main effect, significant findings in subgroup analyses (such as those based on vitamin D level) must be interpreted as only exploratory.

✓ Given the potential for type 1 due to multiple comparisons of the secondary endpoints, please add this sentence: "Because of the potential for type 1 error due to multiple comparisons, findings for analyses of secondary endpoints should be interpreted as exploratory."

　サブグループ解析も患者背景因子として表で挙げた変数全てで実施する研究者がいます。Step 1 で述べたのと同じ原理になりますが、60 の因子でサブグループ解析を実施すれば、偶然 $P < 0.05$ になる因子が 3 つくらいでてきてもおかしくはありません[12]。よって、サブグループ解析は prespecified だからいくつの因子でやってもよいというわけではなく、なるべく重要なもの、できれば 2〜3 個以内に絞り込んだ方がよいでしょう。

　Step 1 で示したように全対象の主要評価項目の解析結果が最も重要視され結果・結論の中心であるべきです。何故なら主要評価項目の予想結果を基に試験に登録するべき人数を計算しており、かつ 1 つです。一方、副次的評価項目、サブグループ解析、post hoc 解析はそれぞれ複数あるのが常で、多重解析をすることにより type 1 error、すなわち真実は差がないのに誤って差があると結論してしまう可能性が高まります。よって、主要評価項目が主役であって、他は脇役です。主要評価項目で有意差を検知できないと、研究者の心理としては、副次的評価項目、サブグループ解析、post hoc 解析で有意な結果がないか探してしまい、有意差があると、その解析結果を脇役から主役に抜擢してしまいたくなります。JAMA の編集部のコメントと合わせて、私は以下のように解釈しています。

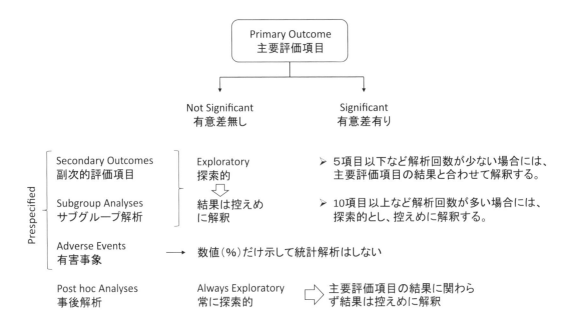

研究計画を立てるとき、主要評価項目はこれで本当によいのか？　副次的評価項目の中に主要評価項目となり得るものはないのか？　ということを何度も自問自答するべきです。

Step 3　Competing risk: 競合リスク

> Comments by JAMA
>
> I suggest adding a panel showing the cumulative incidence of relapse.

　治療薬AとBに7人ずつの患者さんをランダムに振り分け、癌の再発を比較することを仮想データで考えてみましょう。再発を主要評価項目とし、死亡はセンサーとします。ちょっと極端な例となりますが、治療薬Aはあまりにも強力な薬なので再発はしませんが、副作用で大概死亡します。一方、治療薬Bは弱い薬なので副作用もない代わりに再発しやすいという特徴があります。

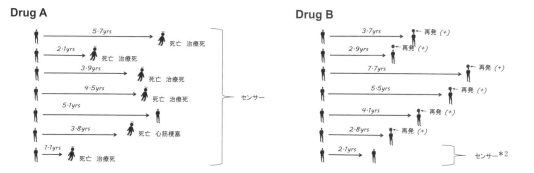

治療薬A群では7人中副作用で5人、心筋梗塞で1人が亡くなり、1人が再発なく生存していました。一方、治療薬B群では7人中6人が再発し、1人が再発なく生存しています。

これをカプランマイヤー生存曲線にすると以下のようになります。

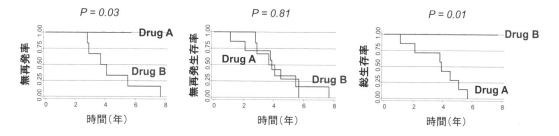

縦軸を無再発率として結果発生に死亡を含めなかったら治療薬BがAより悪いという結果でした（前図左）。一方、縦軸を総生存率として再発は含めず全ての原因による死亡にエンドポイントを絞り込むと治療薬AがBより悪いという結果でした（前図右）。縦軸を無再発生存率として再発ないし死亡が発生した場合結果発生とすると治療薬AとBの間で差がありません（前図中）。

このように再発のみをイベント発生とすると、イベント発生前に死亡した場合、これは結果が発生していないと解釈されてしまいます。このように死亡イベントが再発より先に発生すると、再発というイベントは発生しなくなる、このような場合を競合リスクの状態にあるといい、特殊な補正が必要になります。

Stataにおけるコマンドを示します[*3]。

[*2] この患者さんは再発なく生存しているが、2.1年の段階で試験が終了したためセンサーとなった。

[*3] 詳細は、浦島充佳『Stataによる医療系データ分析入門』（東京図書）を参照ください。

```
gen rec_compete = rec
replace rec_compete = 2 if rec==0 & total_death==1
stset rfs_duration_y, f(rec_compete==1)
stcrreg active, baselevels compete(rec_compete==2)
stcurve, cif at1(active=0)at2(active=1)
```

 ## Step 4 Proportional: 比例ハザードか否か

> Comments by JAMA
>
> Please add information about how the proportionality assumption was tested, and whether the test was met.

　今まで多くの臨床研究論文では、生存解析の曲線を比較する際、比例関係にあるかないかなどは議論されてきませんでした。しかし、メカニズムの異なる2種の治療の比較、例えば癌に対する化学療法か免疫チェックポイント阻害薬の比較試験などでは下図のように曲線がクロスしてしまうことがあります。

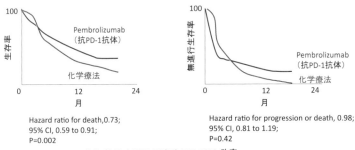

Hazard ratio for death,0.73; 95% CI, 0.59 to 0.91; P=0.002

Hazard ratio for progression or death, 0.98; 95% CI, 0.81 to 1.19; P=0.42

N Engl J Med. 2017;376(11):1015-1026. 改変

　上図はカプラン・マイヤー生存曲線で、両方でクロスを認めますが、左ではPembrolizumab がp = 0.002 なので明らかに生存率をあげているのに対して、右の無進行生存率のグラフでは両者に差を認めていません。

　下図のような累積ハザード曲線では、ハザード比を計算する際、比例proportional（あるいは相

似形：曲線が似ていて、基本クロスしない）ということが前提でした。しかし、近年免疫チェック
ポイント阻害薬が登場してから、しばしばこのクロス現象を目にします。

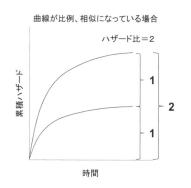

曲線が比例、相似になっている場合

ハザード比＝2

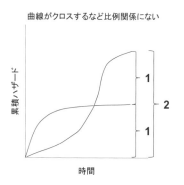

曲線がクロスするなど比例関係にない

　私達の研究においても、JAMA の編集部から、ハザード曲線は **proportional** か、**non-
proportional** か？　という質問を受けました。そこで、Stata で以下のコマンドを使って P ≧ 0.05、
すなわち proportional であることを確認しました。

```
stcox active
estat phtest
```

```
. stcox active

        failure _d:  rfs
  analysis time _t:  rfs_duration_y

Iteration 0:   log likelihood = -534.80255
Iteration 1:   log likelihood = -533.91205
Iteration 2:   log likelihood = -533.91155
Refining estimates:
Iteration 0:   log likelihood = -533.91155

Cox regression -- Breslow method for ties

No. of subjects =         417                Number of obs    =         417
No. of failures =          93
Time at risk    =  1445.70568
                                             LR chi2(1)       =        1.78
Log likelihood  =  -533.91155               Prob > chi2      =      0.1819
```

_t	Haz. Ratio	Std. Err.	z	P>|z|	[95% Conf. Interval]
active	.7564281	.1573779	-1.34	0.180	.5031201 1.13727

```
. estat phtest

   Test of proportional-hazards assumption

   Time:  Time
```

この数値が 0.05 以上であれば
proportional であると判断できる。

	chi2	df	Prob>chi2
global test	2.69	1	0.1012

Step 5 Missing data: 欠損値の扱い

Comments by JAMA

Please add information about how missing data were handled, and quantify the missing data in the Results. If more than trivial, the authors should consider multiple imputation.

　今回の研究では振り分けた全員の 417 人を主要評価項目である無再発生存率および副次的評価である総生存率で解析しました。しかし、ビタミン D の血清濃度 25OHD を 7 人の患者さんで測定できていないことが判明しました。JAMA 編集部は、「この欠損値を多重代入法で計算せよ」とコメントしてきたのです。

　欠損値が多くなれば、これがバイアスとなり、仮に二重盲検ランダム化比較試験をやったとしても、結果を正しく評価できなくなります。もちろん欠損値が少なくなるように、研究デザインや運用面を工夫するしかありません。しかし、100％漏れなく調査することはなかなかハードなものです。そこで欠損値がでてしまった場合、**感度分析（sensitivity analysis）**ないしは**多重代入法（multiple imputation）**を実施することが推奨されています。1 しかし、これもデータが出そろった時点で実施を決断すれば、post hoc 解析となりますので、あらかじめ研究計画書に「解析数の 3％以上に欠損値がでた場合、○○因子、●●因子を使って多重代入法で結果がほぼ同じであることを確認する」などと記載しておいた方が賢明でしょう。

　今回は年齢、性別、カルシウム値、アルカリホスファターゼ値、副甲状腺ホルモン値を使って 7 例がどの 25OHD サブグループに属するかを解析し、欠損値を含めても、含めなくても、結果に違いがないことを確認しました[*4]。

[*4]　詳細は、浦島充佳『Stata による医療系データ分析入門』（東京図書）第 15 章を参照ください。

```
. mi estimate: stcox active if pre25ohd_20_40 == 1

Multiple-imputation estimates              Imputations      =        50
Cox regression                             Number of obs    =       232
                                           Average RVI      =    0.0000
                                           Largest FMI      =    0.0000
DF adjustment:   Large sample              DF:     min      =         .
                                                   avg      =         .
                                                   max      =         .
Model F test:         Equal FMI            F(   1,     .)   =      5.87
Within VCE type:          OIM              Prob > F         =    0.0154

         _t     Coef.    Std. Err.      t     P>|t|    [95% Conf. Interval]

     active  -.7825235    .323081    -2.42   0.015   -1.415751   -.1492964
```

$$e^{-0.7825235} = 0.457207$$

```
. stcox active if pre25ohd_20_40==1

        failure _d:  rfs
  analysis time _t:  rfs_duration_y

Iteration 0:   log likelihood = -202.14894
Iteration 1:   log likelihood = -199.19968
Iteration 2:   log likelihood =  -199.1917
Iteration 3:   log likelihood =  -199.1917
Refining estimates:
Iteration 0:   log likelihood =  -199.1917

Cox regression -- no ties

No. of subjects =        232              Number of obs    =        232
No. of failures =         39
Time at risk    = 855.2170059
                                          LR chi2(1)       =       5.91
Log likelihood  =    -199.1917            Prob > chi2      =     0.0150

         _t    Haz. Ratio  Std. Err.     z     P>|z|    [95% Conf. Interval]

     active     .4572507    .147729   -2.42   0.015    .2427433   .8613138
```

Step 6　Data quality assurance: データの質はどのように担保されたのか？

Comments by JAMA

Please include more detail around how compliance was determined – were pill counts performed? Were drug diaries collected? Did compliance correlate with frequency of provider visits?

　患者さんが試験サプリメントをどの程度しっかり内服できたかは、どうやって確認したのか？ 空いたケースを持参してもらったのか？　日誌をつけてもらったのか？　外来受診頻度と内服順守率は相関していたか？

内服すると頭痛が治まる、すぐに眠れる、といった症状緩和があるのであれば継続できます。しかし、サプリメントの場合、何も自他覚症状に変化がないので、特に年余に及ぶ場合には内服順守率が下がってくるはずです。いくら空箱等を確認しても、受診日直前、サプリメントをゴミ箱に捨てしまったかは判りません。ビタミンDの場合、血清25OHDの濃度を調べる方法もありますが、測定日直前に多めに内服しているかもしれませんし、ちゃんと内服していても血清レベルがなかなか上がり難い人がいるかもしれません。以上はいいだすときりがないのですが、医師と患者さんとの信頼関係が最終的には順守率に影響するように感じています。

Comments by JAMA

Were radiological images reviewed centrally by a blinded independent third party?

画像データは情報を伏せた形で第三者委員会に評価してもらったのか？

　今回、再発と死亡が評価項目であり、サプリは二重盲検法を採用したので、私達はそこまでする必要がないと考えていました。しかし、主要評価項目がprogression-free survivalであり、RECISTなどに基いて腫瘍の縮小、進行を評価するのであれば、あるいは多施設であれば、介入方法によっては二重盲検にできない場合もあり、このような場合には第三者による中央評価システムが必須でしょう。

Comments by JAMA

Please clarify whether blinded duplicates were included in the laboratory batch, and what the coefficient of variation of the 25(OH)D assay was.

25OHDレベルの測定誤差があったかどうかを、同じ血清検体を使って、別のタイミングで測定したのか？

　他の研究で、間違って同じ検体の25OHDレベルを2度測定してしまったことがありました。しかし、こんなときに役立つとは思ってもみませんでした。

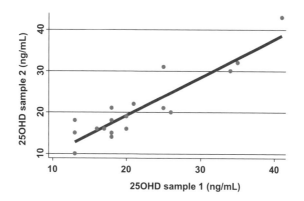

correlation coefficient, 0.92

相関もまずまずです。

Comments by JAMA

Please clarify whether an external data and safety monitoring committee was involved with the study and if so, how often the committee reviewed study progress.

外部のデータ安全性モニタリング委員会に研究進行状況を審査してもらったか？

　この試験を立案した時期はまだそこまで厳しいことは求められていなかったと思います。しかし、日本でも新たに臨床研究法ができるなど、監視機能を担保する必要があります。

Step 7　Adverse events: 有害事象の評価

Comments by JAMA

The study does not appear to have been powered to assess adverse events. Because of this, no conclusions should be reached about "safety"; that term should be changed to "adverse events" throughout. Abstract, Results: Please report the frequencies and prevalences for at least the more common adverse events in each group, without a statistical comparison.

　この研究では有害事象を評価するのに十分な検出力があるようには見えない。このため、安全性に関して結論をくだすべきではない。そこで「安全性」という言葉は用いずに「有害事象」を使うように。要旨ならびに結果の部分でも、比較的頻度の多い有害事象について、統計解析なしに、それぞれの群の発症率、有病率を報告していただきたい。

　対象人数の計算は主要評価項目の予測発生頻度を基に計算されます。通常は有害事象の発生頻度は上記より少ないことがほとんどなので、本当は差があっても、統計学的に有意な差を検知することができません。

Step 8　Protocol, Supplemental data の活用：プロトコルに示した解析項目は全て示す（サプリメントに表示も可能）

Comments by JAMA

The final protocol has a second aim to examine the relationships between outcomes and SNPs. Please let the editors know the status of this analysis and, if completed, provide the results for our review.

　研究計画書には遺伝子多型との関係もみると記載してある。もしも解析が終わっていれば、結果を示すように。

これを載せるとあまりにも分量が多くなり、尚且つ結果がぼやけてしまうと感じたため、最初に投稿した論文には載せていませんでした。しかし、雑誌によりますが、**Supplementary online content** に図表を追加掲載することも可能なので、これからは計画書に記載した解析結果は全て示すようにします。

Step 9　JAMA language: 文言の問題

雑誌にはそれぞれ特有の言い回しがあるようです。

a.　The study was designed with superiority testing. Because of this, findings that do not reach statistical significance should not be described using terms such as "the same", "unchanged", "essentially equivalent", "similar", "tended to be", "tendency", or similar terms such as "trend", "marginal significance" or "borderline significance"; instead they should be described using terms such as **"not significantly different"**.　傾向がある、有意差ギリギリといった表現は使わない。文学ではなく、科学論文なので、「有意な違いはない」で統一すべし。

b.　Change phrases such as "cancer patients" to something like "patients with cancer".　日本語だとどちらも癌患者となってしまいますが、英語では最初にでてくる単語を書けては強調したいので、ニュアンスとして前者は「癌」に重点を置き、後者は「患者（人）」に重きを置いていると理解できます。

c.　Avoid the use of first person "we" and "our" in the Abstract, Introduction, and Discussion. If "we" and "our" are used to describe previous research, there must be identical authorship between the previous publication and this manuscript. Otherwise, description of the earlier study should be depersonalized.　私達の過去に報告した論文というときは共著者まで含めて、名前が一致していること。そうでなければ一人称は使わない。

d.　Change "randomized controlled trial" to "randomized clinical trial".　雑誌特有の言い回しがあるので注意しましょう。

e.　Change "compliance" to "adherence" when referring to patient behavior.　上に同じ。

f.　Please delete "large"; it is subjective whether both of those studies（especially reference 9）should be considered large.　「大きい」という表現は主観的なので使わない。初稿において、

36,282 人の試験と 1,179 人の試験の 2 つを「大きい」と表現したので編集委員は違和感を覚えたのでしょう。しかし、1 つ 1 つの単語や参考論文が適切に使われているかをきちんと吟味している点は驚きです。

g.　Please delete "major".　上に同じ。主観的な表現は避ける。

h.　Please qualify "no RCT" with "to our knowledge".　「無い」と言い切ってしまうよりは「私達が調べた範囲では」を付ける方が無難です。

i.　Please change "to clarify whether" to "to assess whether".　これも少しマイルドな表現です。

j.　The term "intention to treat" can be ambiguous. It is better to state that patients were analyzed according to their randomization group, provide the definition of the analysis set, and describe how patients with missing outcome data were handled.　ITT を使う雑誌の方が多いとは思います。JAMA はこの表現を好まないようです。

 ## Step 10 Credibility の醸成

Comments by JAMA

In summary, this is a critically important study, because it is one of the first to demonstrate causality in the relationship between vitamin D and cancer patient outcome. Trials like these are often difficult to conduct due to lack of motivated industry sponsors, and the authors should be commended for their efforts. If proven to be effective in preventing cancer relapse in patients with gastrointestinal tract cancers, vitamin D would represent a significant advance in the field of cancer therapy due to its low cost, accessibility, and low toxicity. The availability and safety of vitamin D to patients around the world regardless of socioeconomic boundaries or healthcare resources would have a huge global impact on patient care and outcome.

まとめると、これは極めて重要な研究です。何故ならビタミン D と癌患者さんの結果との関係を示した最初の論文の 1 つだからです。このような試験は製薬企業の支援もなく実施するのが難しいことが多いものです：この点、著者たちの努力は称賛に価します。消化管癌の患者さんで再発予

防に役立つことが証明されれば、ビタミンＤは費用が安く、入手しやすく、毒性も低いので癌治療の領域で顕著な進歩につながります。社会経済レベルや医療資源の如何に関わらず患者さんにビタミンＤを使うことができるので、世界の医療に大きなインパクトをもつことでしょう。

　査読者１のコメントです。このコメントがあったからこそ採択されたのだろうと思います。

誌上発表

　日本時間の 2019 年 4 月 10 日深夜 0 時、AMATERASU の結果は、JAMA に誌上発表されました。驚いたことに、ハーバードのダナ・ファーバー癌研究所の研究チームも手術適応外の進行大腸がんに対するビタミンＤの効果をみる二重盲検ランダム化プラセボ比較試験（SUNSHINE）を発表していました[13]。我々の研究では手術適応のある患者さんを対象としていたので、相互に補完的です。しかし、結果の方は驚くほど類似していました。全体としては差がないが、補正するとビタミンＤが癌の進行を抑えるという結果です。JAMA の編集部でもとてもよいコメントを巻頭言に書いてくれています[14]。

Comments by Editorial of JAMA

In summary, the SUNSHINE and AMATERASU clinical trials reported in this issue of JAMA provide new information regarding the potential use of vitamin D among patients with colorectal cancer and other luminal gastrointestinal malignancies. Confirmatory trials are needed to evaluate these preliminary findings, ideally with longer follow-up to obtain better estimates of effects on survival as well as biological measurements to clarify underlying mechanisms.

　JAMA 編集部とすれば、世界の２つの異なる地域から同時に提出された論文の結果がこれだけ類似していれば、信ぴょう性が高まりますし、世界の医療に与えるインパクトも大きいということで、同時掲載の運びとなったのでしょう。ただ、論文を投稿してから査読が終わって編集部から回答を得るまでに１か月～２か月が普通なのに、今回査読に４か月かかったのは、ハーバードの結果がでるのを待ったのではないかと感じています。しかし、考えようによってはハーバード大学と肩を並べて競えるところまできたともいえるので、感無量です。おまけに、JAMA 編集部はAMATERASU と SUNSHINE を解りやすく解説した総説を書き、解説ビデオまで作製してくれていました。私は一切伝えていないのに、ビデオの中でアマテラス大御神のアニメーションが登場し

たときは、苦笑してしまいました（編集部が独自に AMATERASU って何だ？と思って調べてくれたようです）。

　VITAL 試験[8]もハーバード大学の研究で、25,000 人のアメリカ人を対象にビタミン D サプリを内服する群と、プラセボ群にランダムに振り分け、ビタミン D が癌の発症を予防できるかをみるものです。今年の 1 月に New England Journal of Medicine に誌上発表されました。結果は予防しないでした。しかし、本文を読むと、body mass index（BMI）が 25 未満で正常の人達だけに解析を絞ると、ビタミン D は癌の発症を 24% 予防していました。アメリカ人では BMI が 25 以上の過体重・肥満の方が普通なので、差が無かったが、この研究を日本で実施していたらビタミン D は癌の発生を抑制していたかもしれません。また、サプリ開始 2 年以降のデータのみで解析すると、がんによる死亡を 25% も予防できていました。

　つまり VITAL、SUNSHINE、そして我々の AMATERASU、3 つの研究はいずれもビタミン D サプリが癌の発生、予後改善に寄与していないという結論となりましたが、補正すると、あるいはサブグループ解析においてはビタミン D が有効という結果など、サブグループに絞るなどすれば、ビタミン D が癌の発症率および癌による死亡率を低下させる可能性は残っていると感じていますし、次の研究ではこの点を明らかにしていきたいと考えています。

エピローグ

Comments by Allan S. Brett, MD Editor-in-Chief of New England Journal of Medicine

In the recent VITAL study – a large primary prevention trial – vitamin D supplementation did not lower risk for new cancers in middle-aged and older adults (NEJM). The new studies summarized above represent secondary prevention (after potentially curative resection) and treatment of metastatic disease (JAMA). All of these studies presented secondary outcomes, subgroup analyses, or statistical manipulations, which hinted at potential benefits that might be worthy of further study. But for now, we have no compelling evidence that vitamin D is effective for prevention or treatment of cancer.

　故山極勝三郎教授は、うさぎの耳にコールタールを塗る実験を来る日も来る日もやり続け、8 年後にやっと人工的発癌に成功しました。当時ノーベル生理医学賞受賞も確実視されていましたが、デンマークのフィーゲル博士に受賞を奪われます。フィーゲル博士もまた人工発癌実験をやっていたのです。私達の臨床試験も 8 年を要しました。一旦研究をはじめたら 1 人 1 人の臨床データを丹念に積み重ねていく。山極先生の研究と似て傍から見るととても地味なものかもしれません。山極

先生らの研究は 1917 年、JAMA に以下の文章で紹介され、世界の知るところとなりました。

Cited in JAMA

The Japanese investigators have made possible the production of cancer at will in experimental animals, and thus extended greatly the possibilities of cancer research.

私達の研究が紹介されたのも JAMA で、地球の裏側で類似の研究が行われていたという点も合致しています。

第Ⅲ部の扉に示した句は「ある目標にたどりついても次の目標がその先にまたその先にずっと続いている」ことを意味しているそうです。私もアマテラス試験でビタミン D の癌に対する効果について白黒つけるつもりでしたが、白黒どっちつかずの結果に終わり、次の研究計画を思案中です。

参考文献

[ ]内は、本書にて登場したページを示します。

1. Holick MF. Vitamin D deficiency. N Engl J Med. 2007 ; 357 : 266-81. [p. 16]

2. Garland CF, et al. The role of vitamin D in cancer prevention. Am J Public Health. 2006 ; 96 : 252-61. [p. 17]

3. Garland CF, et al. Serum 25-hydroxyvitamin D and colon cancer : eight-year prospective study. Lancet. 1989 ; 2 : 1176-8. [p. 19, 50]

4. Giovannucci E, et al. Prospective study of predictors of vitamin D status and cancer incidence and mortality in men. J Natl Cancer Inst. 2006 ; 98 : 451-459. [p. 21]

5. Zgaga L, et al. Plasma vitamin D concentration influences survival outcome after a diagnosis of colorectal cancer. J Clin Oncol. 2014 ; 32 : 2430-9. [p. 24]

6. Wactawski-Wende J, et al. Calcium plus vitamin D supplementation and the risk of colorectal cancer. N Engl J Med. 2006 ; 354 : 684-96. [p. 25]

7. Lappe JM, et al. Vitamin D and calcium supplementation reduces cancer risk : results of a randomized trial. Am J Clin Nutr. 2007 ; 85 : 1586-91. [p. 26]

8. Manson JE, et al. Vitamin D Supplements and Prevention of Cancer and Cardiovascular Disease. N Engl J Med. 2019 ; 380 : 33-44. [p. 26, 180, 193]

9. Keum N, et al. Vitamin D supplements and cancer incidence and mortality : a meta-analysis. Br J Cancer. 2014 ; 111 : 976-80. [p. 27]

10. Mezawa H, et al. Serum vitamin D levels and survival of patients with colorectal cancer : post-hoc analysis of a prospective cohort study. BMC Cancer. 2010 ; 10 : 347. [p. 51]

11. Akiba T, et al. Vitamin D Supplementation and Survival of Patients with Non-small Cell Lung Cancer : A Randomized, Double-Blind, Placebo-Controlled Trial. Clin Cancer Res. 2018 ; 24 : 4089-4097. [p. 55, 105]

12. Wang R, et al. Statistics in medicine--reporting of subgroup analyses in clinical trials. N Engl J Med. 2007 ; 357 : 2189-94. [p. 179, 181]

13. Ng K, et al. Effect of High-Dose vs Standard-Dose Vitamin D3 Supplementation on Progression-Free Survival Among Patients With Advanced or Metastatic Colorectal Cancer : The SUNSHINE Randomized Clinical Trial. JAMA. 2019 ; 321 : 1370-1379. [p. 193]

14. Barry EL, et al. Vitamin D as Cancer Therapy? : Insights From 2 New Trials. JAMA. 2019 ; 321 : 1354-1355. [p. 193]

〈編著者〉

浦島充佳（うらしま・みつよし）

東京慈恵会医科大学で医学を学びハーバード公衆衛生大学院で疫学を学ぶ。小児科専門医として週5日外来診療する傍ら、慈恵医大教授として新しい予防医学を開発中。1962年愛知県生まれ、剣道3段、東京マラソン8回完走。

主要著書
- ●『外来でよく診る　病気スレスレな症例への生活処方箋：エビデンスとバリューに基づく対応策』医学書院，2018年
- ●『医師が知りたい医学統計——よりよいEBMの実践』東京図書，2015年
- ●『Stataによる医療系データ分析入門』東京図書，2014年
- ●『パンデミックを阻止せよ！：感染症危機に備える10のケーススタディ』化学同人，2012年
- ●『放射能汚染ほんとうの影響を考える　フクシマとチェルノブイリから何を学ぶか』化学同人，2011年

〈執筆者〉

姫岩翔子（ひめいわ・しょうこ）

東京慈恵会医科大学5年生。浦島先生の講義をきっかけに疫学、統計学の面白さに気づく。1993年愛知県生まれ、趣味は献血。

藤原悠華子（ふじわら・ゆかこ）

東京慈恵会医科大学5年生。浦島先生の講義に感銘を受け、研究室の門を叩き、臨床実習の傍ら疫学を学ぶ。1996年生まれ、趣味はスポーツ。

ゼロからはじめる臨床研究論文の読み方
——研究デザインと医学統計の必須ポイントがよくわかる

2020年2月25日　第1刷発行

©Mitsuyoshi Urashima 2020
Printed in Japan

編著者　浦　島　充　佳
発行所　東京図書株式会社

〒102-0072 東京都千代田区飯田橋 3-11-19
振替 00140-4-13803　電話 03(3288)9461
URL http://www.tokyo-tosho.co.jp

ISBN978-4-489-02330-9